U0336163

中国智慧健康医疗蓝皮书（2022）

为"健康中国"插上智慧的翅膀

中国工程院医药卫生学部
清华大学智慧医疗研究院　　编著

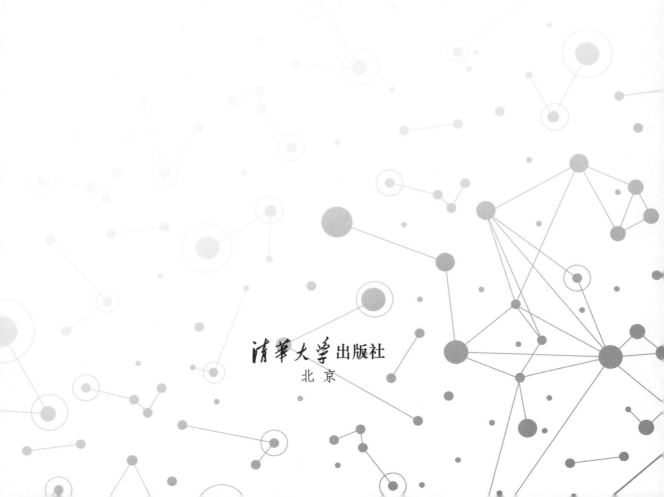

清華大學出版社
北　京

图书在版编目（CIP）数据

中国智慧健康医疗蓝皮书 . 2022：为"健康中国"插上智慧的翅膀 / 中国工程院医药卫生学部，清华大学智慧医疗研究院编著 . — 北京 : 清华大学出版社 , 2022.3 （2022.10重印）

ISBN 978-7-302-60354-2

Ⅰ .①中… Ⅱ .①中…②清… Ⅲ .①智能技术—应用—医疗卫生服务—研究报告—中国— 2022 Ⅳ .① R197.324

中国版本图书馆 CIP 数据核字（2022）第 042232 号

责任编辑：孙　宇
封面设计：吴　晋
责任校对：李建庄
责任印制：曹婉颖

出版发行：清华大学出版社
　　　　　网　　　址：http://www.tup.com.cn，http://www.wqbook.com
　　　　　地　　　址：北京清华大学学研大厦 A 座　　　邮　　编：100084
　　　　　社 总 机：010-83470000　　　　　　　　　邮　　购：010-62786544
　　　　　投稿与读者服务：010-62776969，c-service@tup.tsinghua.edu.cn
　　　　　质量反馈：010-62772015，zhiliang@tup.tsinghua.edu.cn
印 刷 者：小森印刷（北京）有限公司
经　　销：全国新华书店
开　　本：185mm×260mm　　　　　　**印　张**：12.75　　　**字　数**：157 千字
版　　次：2022 年 3 月第 1 版　　　　　　　　　　**印　次**：2022 年 10 月第 3 次印刷
定　　价：168.00 元

产品编号：096790-01

编写委员会

I

专家顾问编委会

（按姓氏笔画排序）

序　言

　　人民健康是国家富强和民族昌盛的重要标志。党的十八大以来，我国卫生健康事业取得了显著成绩，人民健康水平持续提高。随着我国经济社会的快速发展，人民群众对高质量健康医疗服务的需求不断增长，与此同时，由于健康医疗资源紧张导致的供需失衡、区域发展不均衡等问题依旧显著。近年来，党和国家越发重视人民的健康，并将人民健康长寿作为国家富强、民族振兴的重要标志，进而提出了《"健康中国2030"规划纲要》和《健康中国行动（2019—2030年）》，全面启动和开展服务全民健康医疗体系的建设，推进我国健康医疗由以医院为中心向以患者为中心、以治病为中心向以健康为中心的转变。

　　智慧健康医疗借助人工智能、大数据、物联网等数据智能技术与健康医疗的融合应用，实现健康照护体系的全要素、全流程、全链条系统性优化，从而为人民群众提供优质、高效、经济、可及的健康医疗服务。因此，发展智慧健康医疗是解决我国医疗供需失衡、资源分布不均等迫切问题的必由之路，是支撑"健康中国"战略实现的必要举措。

　　本蓝皮书将向公众普及智慧健康医疗的概念与深刻内涵，以"健康中国"建设目标为核心主线和发展脉络，全面介绍智慧健康医疗对"健康中国"战略的嫁接赋能效应，展现当前智慧健康医疗行业优秀创新应用示范，展望未来重点突破发展趋势，提出未来十年智慧健康医疗发展蓝图及重大工程建议。

前　言

　　为提升全社会对"智慧健康医疗"的认识，推进我国智慧健康医疗生态体系的构建，由中国工程院医药卫生学部、清华大学智慧医疗研究院组织撰写《中国智慧健康医疗蓝皮书》，每年以特定中心主题开展理论研拟、概况介绍和应用分享。本期蓝皮书（2022年版）以"为'健康中国'插上智慧的翅膀"为中心主题，依托中国工程院"'健康中国'智慧医疗生态体系发展战略重大咨询研究项目"核心成果，诠释智慧健康医疗的概念定义和生态模式，介绍国内外智慧健康医疗发展现状、机遇和趋势，规划未来十年发展战略蓝图及重点工程建议。本书获得中国智慧医院联盟、中国医师协会智慧医疗专委会、中国信息通信研究院等单位共同支持，得到智慧健康医疗跨领域、多学科众多专家的联合评议研讨并汇集睿智观点，在此公开表示感谢。

目录

1

1 智慧健康医疗体系概述

    1.1 智慧健康医疗的概念定义　　//3

    1.2 数智科技与应用场景"双轨"激发智慧健康医疗持续创新　　//5

    1.3 核心理念与服务效应"双轮"驱动健康医疗生态体系重塑　　//15

    1.4 智慧健康医疗的最优化生态体系架构　　//18

21

2 智慧健康医疗发展的态势与机遇分析

    2.1 智慧健康医疗成为全球卫生事业发展的时代驱动力　　//23

    2.2 智慧健康医疗是解决我国医疗供需矛盾、降本增效的必由之路　　//24

    2.3 我国进入发展智慧健康医疗的机遇窗口期　　//26

    2.4 智慧健康医疗嫁接赋能"健康中国"战略的关键领域　　//30

37

3　智慧健康医疗的创新赋能效应

　3.1　智慧公共卫生与疾病防控实现最优化运行模式　//39

　3.2　智慧健联体全面提升区域健康医疗服务水平　//46

　3.3　人工智能医学影像加速医疗应用落地进程　//56

　3.4　手术机器人带来精准医疗新术式　//64

　3.5　智慧医院管理效率与服务质量全面革新　//71

　3.6　智慧专科互联网医院择优发展　//79

　3.7　数字疗法为智慧健康管理提供新手段　//86

　3.8　智慧医保与商保驱动降本增效和体验优化　//97

　3.9　智慧药械研发成为医疗革新背景下的必然之路　//103

　3.10　智慧慢病管理革新推动基层服务水平提升　//112

　3.11　患者体验为智慧医院管理提供新抓手　//116

123

4　"健康中国"智慧健康医疗体系发展愿景及战略建议

　4.1　智慧健康医疗体系发展愿景　//125

　4.2　智慧健康医疗体系发展蓝图规划　//127

　4.3　智慧健康医疗体系重大工程及创新示范应用建议　//130

致　谢　//175

参考文献　//177

1 智慧健康医疗
体系概述

1.1
智慧健康医疗的概念定义

进入 21 世纪 20 年代，以智慧科技为代表的新一轮信息革命浪潮正深刻推动着社会面貌的革新与人民生活的发展，"智慧"已经成为科技进步、体制革新和经济转型的重要代名词。其中智慧健康医疗贯穿于医疗卫生事业的方方面面，已经日益成为健康医疗生态体系中越来越重要的发展主线，集成人工智能、大数据、云计算、物联网等前沿核心科技，研制并推出众多的健康医疗创新应用，为人民健康照护与数字经济发展提供巨大的嫁接赋能价值。

随着健康中国战略及行动计划的分步有序实施，以人民健康为中心的系统化转型逐步落实，推进构建以全民健康为目标的大健康生态体系。在此战略背景下，智慧健康医疗作为健康中国的重要组成部分，其建设的重要性和必要性日益凸显。但是，当前社会各界对于智慧健康医疗的理念、方法、技术等都尚未达成一致的认识。因此，通过认识智慧健康医疗的本质，理解智慧健康医疗的核心理念，从而以正确的策略和方式推动发展智慧健康医疗，对我国智慧健康医疗体系的建设尤为重要。关于智慧健康医疗的定义如图 1-1 所示。

在智慧健康医疗发展的关键节点，清华大学智慧医疗研究院承接了中国工程院 2020 "健康中国"智慧医疗生态体系发展的重大战略研究项目，中国工程院和中国科学院跨越 7 个学部的 26 位院士通力合作，共同研拟了智慧健康医疗的准确定义及深刻内涵，提出了推进健康中国未来十年发展的蓝图设计和重点工程。

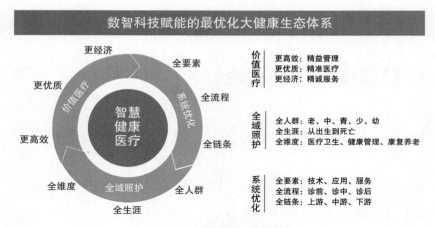

图 1-1　智慧健康医疗的定义

　　基于该重大项目的研究成果，智慧健康医疗被定义为现代数智科技赋能的最优化大健康生态体系。这个健康生态体系将现代数字化、智能化科技手段集成应用并深度融合于健康医疗实践，通过全要素、全流程、全链条的系统优化，实现覆盖全人群、全生涯、全维度的全域照护，最终实现优质、高效、经济、可及的价值医疗。

　　智慧健康医疗的核心是健康医疗实践。数字化、智能化科技是围绕健康医疗应用场景赋能的手段，通过技术、应用和服务等各种要素的联动融合实现前所未有的系统性优化，对诊前、诊中、诊后等全流程健康医疗活动实现效能与效率的优化，在健康医疗服务的上、中、下游链条实现结构性的供需优化。智慧健康医疗的全域照护涵盖各种年龄段的人群，涵盖自出生到死亡不同阶段所需的健康管理、医疗卫生和康复养老等各种健康医疗服务，形成全域覆盖的健康照护体系。智慧健康医疗的服务效能主要体现在价值医疗上，即在医疗成本、治疗效果和患者体验三者之间寻求最佳平衡并实现最优化获益，从而推动整个国家乃至全球的卫生健康事业持续改进和优化。

　　面向中国新时代发展需求，我国医疗卫生事业经历了以治病为中心向以健康为中心的重要转变，智慧健康医疗的发展，也符合"将健康融入所有政策"的核心理念，顺应了新时期人民的期盼。

1.2
数智科技与应用场景"双轨"
激发智慧健康医疗持续创新

1.2.1 乘势而上，数智技术引领创新应用

1. 新百年，复杂国际环境带来前所未有新挑战

20 世纪 90 年代初，ICP/IP 协议、万维网协议加速了互联网商业化的脚步，催生了多种多样的新型互联网服务和商业模式，一大批互联网企业如雨后春笋般涌现，"数字经济"的概念初现。2000 年以来，共享经济、平台经济等新模式、新产业、新业态迅猛成长，依托 3G 移动通信网络的普及和移动智能终端的应用，数字经济呈现移动化发展趋势。近年来，随着 5G、物联网、云计算、人工智能等数字技术的快速发展，各种创新融合的应用场景迅速落地，拓宽了数字经济的内涵与边界，形成了以数字技术为支撑、以数据为生产要素的新产品、新服务、新模式和新业态，促进社会经济向数字化、网络化、智能化转变。

自 2008 年全球金融危机发生以来，世界经济长期在进行深度调整，经济增长持续放缓，多重压力不断释放，国际经济政治格局加速演变。此外，2020 年初暴发的新型冠状病毒肺炎疫情，显著影响

了全球经济。新百年，我国亟须加强科技创新，布局技术标准研制，争取国际规则制定，以应对发达国家在关键技术基础能力的竞争，拥有在全球数字经济产业合作格局的显著优势。

2. 新阶段，转型国内市场创造经济发展新机遇

近年来，中共中央、国务院对新兴数字技术发展不断提出要求，"十四五"规划和 2035 年远景目标纲要中明确提出"打造数字经济新优势"，各部门深入贯彻新发展理念，科学、合理、系统、全面地布局我国数字化转型。

依托我国超大规模的市场，国内数字基础设施得以加速建设，数字科技不断创新，数字经济保持快速发展的势头。其中，以 5G、人工智能为核心技术的专利数量更是位居国际首位，5G 移动通信技术商业化应用已达世界领先水平。在我国经济由高速增长向高质量发展转变的过程中，新兴数字技术潜力无限，充分支持了转变经济发展方式，优化调整经济结构，转换经济动力。

然而，我国的核心数字技术在区域、产业和企业间发展不平衡，关键数字技术基础薄弱，在创新力、掌控力、国际化等方面有待进一步提升；人工智能核心算法、数据融合技术等部分关键领域存在"卡脖子"问题。新形势下，不断提升我国科技自主创新能力，以发展关键技术为突破口，补齐核心技术短板，推动数字经济加快发展。

3. 新征程，核心数字技术赋能健康医疗新生态

2016 年，《"健康中国 2030"规划纲要》的实施，拉开了健康中国战略的序幕，人民的健康意识不断提升，对健康医疗的需求与日俱增，智慧健康医疗时代正在加速到来。

国家卫生健康委不断深化新兴数字技术在医药卫生领域的融合应用，持续推进全民健康信息化建设，国家全民健康信息平台已开始运行。同时，随着新冠肺炎疫情出现，迫切需要数字技术支撑严

峻环境下的医疗卫生服务体系良好运转，新技术、新平台、新业态蓬勃兴起。例如，互联网健康医疗成为医疗服务的重要组成部分。2021年，国家卫生健康委委属、委管医院互联网诊疗人次比上年同期增长了17倍，在线问诊的各类App日活跃用户涨幅超过30%。让数字科技成为了战胜疫情的强大支撑，为促进疫情防控、人员有序流动、复工复产发挥了重要作用。

在新的发展阶段，智慧健康医疗也有了新的发展机遇。在国际上，世界卫生组织提出了《数字健康全球战略2020—2024》，推进全球数字健康建设，阐明了发展远景、战略目标及行动框架。在国内，工业和信息化部、国家卫生健康委、中央网信办等相关部门联合攻关，加强新兴数字技术与健康医疗融合发展。

"十四五"期间，我国关键数字技术将带动健康医疗产业创新发展，补足国内产业链的核心短板、培育国际产业链的优势长板、稳固产业基础能力，推进产业市场长期有序迭代。以扎实的技术环境，夯实智慧健康医疗的基础，推广智慧健康医疗服务，强化智慧健康医疗治理，加强智慧健康政府建设，培育智慧健康医疗产业，打造智慧健康医疗新优势，让智慧健康医疗向着更有效率，更加公平，更可持续，更为安全的目标迈进。

1.2.2 提质增效，数智技术赋能医疗健康

随着5G、大数据、人工智能等新兴数字技术在健康医疗领域的加速融合，传统健康医疗服务实现了跨越式发展，从面对面问诊到跨空间医事服务，从人工服务到计算机辅助诊断，逐渐突破人们对健康医疗服务的认识。表1-1中总结了智慧健康医疗中的主要数字技术。

表 1-1　智慧健康医疗中的主要数字技术

技术	内涵	在健康医疗领域的应用场景	应用实例
人工智能	通过计算机或由计算机控制的终端，模拟、延伸和扩展人类智能，能够感知环境、获取并使用知识来获得最优结果的技术	人工智能与健康医疗的结合已初步应用在卫生健康产业发展、临床辅助诊疗、医院智能管理、医学科研与教育、公共卫生智能服务等方向	智能影像辅助诊断：对脑、肺、眼、骨、心脑血管、皮肤等患病部位的多模态影像标注，经过机器学习、融合等人工智能技术进行病灶分析后，实现对新检测影像的自动分割，通过辅助诊断软件识别异常部位，提高基层医事服务能力
5G技术	5G技术即第五代移动通信技术（5th generation mobile communication technology），以高速率、低时延、大连接为特点，能够实现人、机、物的快速互联	5G技术在健康医疗领域应用场景广泛，如健康管理、远程诊疗、急诊救治、中医诊疗、医院管理、远程重症监护（ICU）、远程治疗以及智能疾控等	5G+急救场景中，在急救人员、救护车、应急指挥中心、医院之间形成5G应急救援网络，救护车接到患者后，院内医师及时制订抢救方案，实现患者"上车即入院"。此外，在战场、灾区等复杂环境下，依靠无人机、救护机器人等系统，开展救援指挥、救援定位、远程急救服务
移动计算	通过无线通信，实现移动终端之间，或与其他固定计算设备，进行信息交互	移动计算技术可应用在慢性病管理、远程医疗等方面	在远程应急救援场景中，患者的健康生理参数等信息通过网络传感器传送到健康医疗机构内部，经过移动计算技术完成整合、处理、分析和决策，再按需将数据快速传输至目的设备。智能化远程控制移动单元，为医务工作者的救援工作提供信息

续表

技术	内涵	在健康医疗领域的应用场景	应用实例
物联网	通过各种信息传感设备、红外感应器、射频识别技术（RFID）等，连接所需终端或过程，实现数据采集，达到对终端和过程智能化感知与管理	依托物联网，实现医疗组织机构的物资管理可视化、医疗信息的数字化及医疗服务过程的数字化、智能化	在医院设备管理场景，通过射频识别技术，以无线网络实现对医疗设备的标识、定位、运维、管理以及监控，提升设备使用效率，延长使用时限，降低医疗服务成本，保障医疗信息安全
云计算	综合虚拟化、分布式计算与存储、网格计算等传统计算机技术、网络技术的新型信息共享基础架构，具备高可靠性、大规模、虚拟化、多用户并发等特性	在动态管理患者健康档案、就诊记录等方面，云计算技术以分散化的方式提高医疗服务机构运转效率，降低信息系统建设成本，改善医疗服务质量	在医疗诊治或健康管理场景中，患者的健康档案、就诊记录等电子医疗信息存储在中央服务器上，医事服务人员可以从网上获取动态信息，在全球范围内存取自身健康信息，实现"以患者为中心"的智慧健康医疗服务
数据融合技术	通过计算机，依据一定规则，对跨地域、跨时间的多传感器数据进行自动融合、处理、分析和应用，对观测对象形成一致性描述，进一步完成所需的评估和决策	数据融合技术应用在疾病预测、辅助诊断、手术导航等方面	在手术导航系统中，通过采集患者在术前或术中的核磁、CT、超声等多模态影像数据，进行融合、配准，实现术中跟踪器械与病灶的相对位置，精准开展手术任务

续表 1-1

技术	内涵	在健康医疗领域的应用场景	应用实例
隐私计算	以数据"可用不可见"的原则，保证数据提供方不泄露原始数据，而对数据进行分析应用的一系列信息技术，保障安全、共享、开放的健康医疗数据应用	以隐私计算技术促进健康医疗数据的安全流动与共享，促进健康医疗数据在数据治理、确权等方面的进展，保障临床研究、医保风控和辅助诊断等需要大量可靠医疗数据的业务场景高效开展	健康医疗数据共享应用场景中，目前数据流通与应用仍存在诸多阻碍，数据权属的界定不明确，数据流通的安全风险高，较难把握流通过程的安全合法性。基于隐私计算在健康医疗机构内构建数据资产化管理平台，数据加密存储于平台中，并通过区块链进行数据血缘溯源，防止数据被恶意篡改，对数据进行标准化最小单元处理
区块链技术	通过去中心化和去信任的方式共同维护的互联网数据库，以自身分布式节点进行网络数据的存储、验证、传递和交互，其特点是不依赖第三方，公开透明	截至目前，区块链技术在我国健康医疗领域的应用总体处于起步探索阶段，主要集中在临床诊疗、药械追溯、医疗保障、医疗科研、健康档案管理等领域	在药物流通场景中，通过区块链技术，实现将药物制造、运输、分发等信息上链。购买药品后，消费者将个人数据上传、查询药品流通记录、辨别药品真伪

10

1.2.3 全面提升，健康医疗场景整合优化

我国智慧健康医疗事业不断发展，从理论到实践，从技术到应用，逐步形成一套完整的体系，产生了跨越诊前、诊中、诊后，以及贯通健康管理、疾病筛查、辅助诊断、智能诊疗、慢病照护等环节的应用、服务和平台，并实现了多方面价值，包括提高服务质量、提升患者体验、节约医疗成本、强化医院运营管理等。例如，物联网设备及移动终端越来越普及，使得健康管理等服务越来越便利和周到；线上医疗平台实现了跨地域的远程医疗服务，助力分级诊疗和基层卫生工作。同时，智慧健康医疗也进一步助力实现医疗服务的线上线下融合，从疾病治疗拓展到主动式健康管理，助推各级医院实现高质量健康管理服务，真正实现全方位、全生命周期的智慧健康医疗体系。

诊前场景：智慧健康医疗以健康促进为目标，一是促进健康习惯养成，通过智能化健身方案推荐、营养方案推荐、健康知识科普等，促进目标群体的健康水平。二是促进疾病预防与早筛，通过基于可穿戴设备的生理指标监测、体征大数据分析等，预防可能发生的疾病，并实现早筛。三是促进患者分诊，通过与患者的智能语音、文字和图像交互，以及基于患者健康档案的大数据分析，为患者提供预问诊、分诊、导诊、诊疗导引等服务，实现医疗资源的最优匹配，为患者提供最合适的就医方案。

诊中场景：智慧健康医疗以最优化诊疗服务为目标，以基于电子病历和个人健康档案的大数据分析，为患者提供最优诊中服务。一是智能临床诊断，基于计算机视觉和深度学习技术，构建人工智能影像诊断模型，实现癌症病灶、骨龄、心脑血管疾病等的精准识

别。二是智慧医院服务，通过院内智慧药房、智慧病房、智慧大屏、智能运输机器人序列的建设，实现医疗机构的智慧化运行。三是智慧手术，主要指通过手术机器人，实现病灶的精准消除和治疗，最小化患者创伤，最大化治疗效果。四是智慧管理，基于日常运营数据的精准分析，为医院管理者提供有效的决策建议。

诊后场景：智慧健康医疗以最优化诊后服务为目标，通过智能机器人、智能器械、智能软件等，为目标人群量身定制最优康复服务方案，一是通过机器人，如上肢康复机器人、下肢康复机器人、助行机器人等，针对不同的部位展开针对性的康复训练。二是通过便携式智能器械，为目标用户提供慢病管理功能、疾病风险评估、智能疾病预警等功能，提高目标用户的长期用药依从性和康复效果。图1-2为本蓝皮书对智慧健康医疗主要服务场景的概括。

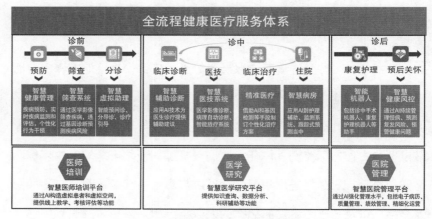

图1-2　智慧健康医疗主要服务场景

1.2.4　多措并举，智慧健康医疗稳步建设

1. 强化标准引领，规范有序发展

标准是构建新兴数字技术＋健康医疗生态的基础，通过标准规

范促进规模效应，保障质量与安全，促进健康医疗行业的技术迭代，推动健康服务体系发展和模式重构，实现"生病快救治，看病有良医"的目标，解决百姓看病就医的痛点和堵点。充分考虑医学学科大量的术语、语义标准、数据标准和传输标准等方面独特性，结合通信和医疗双方力量，开展新兴技术健康医疗标准体系研究，逐步完善应用和技术标准和规范，提升应用的科研支撑能力，提高系统间互操作的能力，促进智慧健康服务规范化、加强行业管理精准化。同时，加强跨国家、跨地区、跨行业的深度合作，协同推动形成全球统一的新兴技术健康医疗标准。

2. 促进应用创新，探索融合场景

新兴数字技术的落地，实现健康医疗服务向数字化、智能化、网络化的快速转变，促进数字健康各环节、各终端、各场景之间的深度链接与融合，健康医疗资源也可以更好地融入民生，服务民生。以点带面，总结业界可复制、可推广的应用模式，稳步推进新兴技术应用范围，提升新兴技术在公共卫生服务、医疗服务、医院管理、健康产业发展、医学科研教育等方面的应用水平。同时，鼓励医疗机构进行更多实践，深入各细分专科，发掘新的应用场景，在有效节省人力、物力、财力的同时，保障医疗服务安全，检验新兴数字技术与健康医疗行业最契合的发展模式。

3. 筑牢安全意识，严把安全关口

随着健康医疗相关设备数量的急剧增加，虚拟化与云计算的广泛应用、个人隐私与健康医疗数据的安全管理也成为行业发展的风险点。在加速发展的同时，更应注重新兴技术应用过程中的潜在风险防控，强化对新兴技术应用的过程监督和科学管理，保障医疗质量和应用安全。在个人隐私保护方面，遵循"以人为本"原则，正视医学伦理问题，按照循证医学研究的基本原则和路径，开展新兴

信息技术应用研究，并在相关方面加强对医务和科研人员的教育、培训，尽最大可能降低医学伦理重大事故发生率。各方坚守安全底线，对标国家法律法规与政策标准，以健康医疗网络数据全生命周期的各个环节为切入点，积极推动差异化安全保障措施的落地，建立相关制度规范和工作流程，加强内部健康医疗网络数据安全合规性评估，不断提高健康医疗网络和数据安全的保护能力，实现行业健康有序发展。

回顾过去，中共中央、国务院持续加强新兴数字技术与健康医疗融合发展的决策部署，国家卫生健康委、工业和信息化部等行业主管部门不断牵引行业前进，数字健康产业蓬勃发展，形成了重点领域不断壮大、新增长点持续涌现、创新能级大幅提升、竞争实力逐步增强的良好态势。"十四五"期间，为实现新一代信息技术向通用技术的转变，亟须采取更加科学有效的措施，夯实健康医疗行业发展根基，不断优化产业布局、营造良好发展环境、加强创新能力建设、深化开放合作领域。

展望未来，我国将立足新起点，建立健全政、产、学、研、用协同创新机制，积极推动新兴数字技术在健康医疗领域的广泛实践，加大对5G、人工智能、大数据等各种信息技术融合发展的路径研究，加快制定智慧健康医疗产业政策、引领技术前沿、研制标准体系、构建产业生态，充分发挥人才优势、技术优势、资源优势，实现基本公共卫生服务均等化、普惠化和便捷化，达到人人享有方便可及健康医疗服务的目标，不断提升我国全民健康水平。

1.3
核心理念与服务效应"双轮"
驱动健康医疗生态体系重塑

　　智慧健康医疗体系的核心理念是精准医疗、精益管理、精诚服务，即"三精"医疗理念。

　　精准医疗，就是针对每一位患者，正确选择和精确应用适宜的治疗方法。精准医疗以现代医学、大数据、人工智能等多学科交叉融合为基础，以建立最优化医学范式为目标，通过对个体的精准评估、精准诊断、精准决策、精准治疗，为患者提供涵盖预防、诊断、治疗、康复、慢病管理和高龄照护等全方位的高质量医疗照护。

　　精益管理，就是通过流程优化、资源调配、成本调控，提高医疗服务效率和效益。精益管理是提高医院服务质量的重要保障，基于现代信息技术、管理科学和管理工具，通过对医疗机构中服务、运营和管理全流程重塑和再造，以精益管理促进医疗机构日常运营水平的不断优化，从而达到提升医疗服务品质和成本效益的重要目的。

　　精诚服务，就是以舒适、温馨的人文医疗服务，实现人机综合最佳医疗服务，营造有温度的医疗。通过优化基于信息技术的精细化服务流程，为患者就医全流程提供跟进式服务，整合就医环节中的不同模块，简化就医流程，减少患者就医过程中等待时间等多措并举，提供让患者满意的就医服务。

　　最后，通过精准医疗、精益管理、精诚服务的有机结合，引领

智慧化健康医疗生态体系发展。图 1–3 为本蓝皮书对智慧健康医疗

服务体系的主要构想。

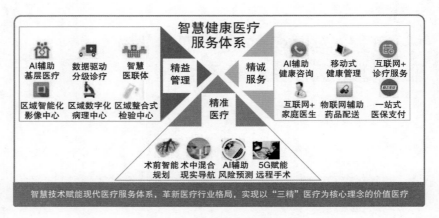

图 1–3　智慧健康医疗服务体系

通过智慧科技的赋能进一步促进"三精"医疗理念的实践和发展，

实现以人为本的最优化智慧健康医疗"4E"服务效应（图 1–4），即：

（1）增强能力（Enhancement），即实现健康医疗服务的技术

能力增强，更好地实现精准医疗。基于人工智能、大数据等技术，

结合现代医学技术，实现三方面能力的增强：一是实现诊断能力的

增强；二是实现治疗能力的增强；三是实现照护能力的增强。

（2）提升效率（Efficiency），即实现健康医疗服务的效率和效

能提升，更多地服务民众。一是通过对预约挂号、医疗支付等过程的优

化，提升患者就医流程效率；二是通过辅助诊断、语音电子病历、手术

机器人、智慧病房等手段，提升医师的诊疗效率和护理人员的照护效率。

（3）优化体验（Experience），即实现患者接受健康医疗服务

的体验优化，增强医疗效果的获得感。这不仅包括患者，也包括医

师和其他医务工作者的体验。通过个性化的需求分析和人性化的医

疗服务，实现医疗服务体验的不断优化。

（4）延展服务（Extension），即延展健康医疗服务的时域、

空域和领域。一是依靠智慧健康医疗手段把优质医疗资源无边界地辐射到广大区域，特别是基层和边远地区医疗机构。二是依靠智慧健康医疗手段完成从疾病治疗向健康促进环节的延伸。

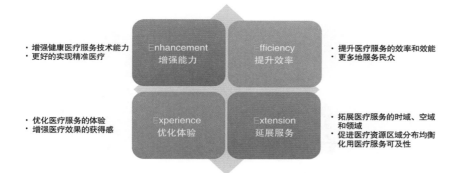

· 增强健康医疗服务技术能力
· 更好的实现精准医疗

Enhancement
增强能力

Efficiency
提升效率

· 提升医疗服务的效率和效能
· 更多地服务民众

· 优化医疗服务的体验
· 增强医疗效果的获得感

Experience
优化体验

Extension
延展服务

· 拓展医疗服务的时域、空域和领域
· 促进医疗资源区域分布均衡化用医疗服务可及性

图1-4 智慧健康医疗的"4E"服务效应

　　智慧健康医疗在我国健康医疗体系重塑的过程中主要发挥两方面的作用。首先，智慧健康医疗把多级联动的健康医疗服务和应用进行系统化整合。在过去，不同层级的医疗机构之间有不同的功能定位，造成碎片化、各自为政的医疗服务状态。现在，通过信息系统、数字医疗和智慧医疗将各级诊疗机构有机整合，形成一个系统化医疗服务体系。其次，在系统性的医疗服务体系之上嫁接智慧健康医疗的手段，立足"三精"理念，为健康医疗服务体系赋能，实现"4E效应"。这对我国现代健康医疗服务体系的构建具有十分重要的意义。

　　整体而言，我国的智慧健康医疗体系还处于探索阶段，虽然取得快速发展，但前路依然漫长，需要解决的问题还有很多。未来，依托"三精"核心理念和"4E"服务效应的驱动力，我国新型智慧健康医疗体系将布局在"强基层、建高峰"两个维度上，从而实现医疗行业的格局革新。

　　强基层，是由区域三级医院牵头整合城区和县域基层医疗机构，形成区域健康医疗联合体，提供集预防—诊疗—康复—慢病管理—

高龄照护于一体、覆盖区域全人群、全生涯、全维度的健康医疗服务。

建高峰，是针对复杂疑难疾病诊治和重大医学问题研究，由国家医疗中心／区域医疗中心，以及其牵头联合三级医院所组成的专科／专病医联体来承担。通过汇集顶级医疗资源与智力资源，完成医学难题攻关，从而带动我国医学的整体水平发展。

1.4
智慧健康医疗的最优化
生态体系架构

智慧健康医疗的最优化生态体系是以大数据、人工智能、物联网等核心支撑技术为基础，融合真实世界丰富的医疗应用场景，通过能力增强、效率提升、体验优化和服务延展实现智慧健康医疗的"4E"服务效应，进而构建"三精"健康医疗体系，实现精准医疗、精益管理和精诚服务的标准化健康医疗体系，最终实现以人为本的最优化健康照护。

我国智慧健康医疗建设和发展需要以全民健康为目标，以数据为驱动，融入更多人工智能、传感技术等高科技，使健康医疗服务走向真正意义的数字化、智能化，实现患者与医务人员、医疗机构、医疗设备之间的深度融合互动，针对医疗痛点改善我国健康医疗服务的效能，更好地满足人民的健康需求。

图1-5为智慧健康医疗生态体系框架，其中，核心支撑技术是智慧健康医疗生态体系的基础。通过将人工智能、物联网、云计算、

大数据、区块链等尖端信息科技融入健康医疗应用场景，促进智慧科技在智慧医疗、智慧服务、智慧科教、智慧管理等健康医疗服务领域的延伸与拓展。通过自下而上的技术、应用、效应和体系的系统化整合，形成闭环式的多方协作共赢的最优化智慧健康医疗生态体系。

近年来，我国智慧健康医疗蓬勃发展，孕育了智慧健康医疗生态体系的雏形，与全球发达国家智慧健康医疗发展趋势齐步迈进。立足新体系，描绘新蓝图，智慧健康医疗体系不仅是一种新理念，更是一项新任务、新挑战，将为我国卫生健康事业发展持续注入新动力。

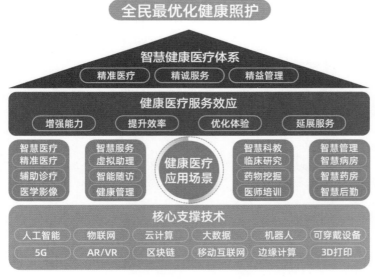

图 1-5 智慧健康医疗生态体系框架

2 智慧健康医疗
发展的态势与机遇分析

2.1
智慧健康医疗成为全球卫生事业发展的时代驱动力

随着全球智慧健康医疗的快速发展，美国、德国、法国、意大利、西班牙等发达国家纷纷加入智慧健康医疗的发展行列，智慧健康医疗的范围和规模不断扩大，正在逐步成为全球卫生事业发展必不可少的时代驱动力。全球各国的智慧健康医疗因国情的不同呈现出不同的发展趋势。总体而言，目前美国、欧洲和日本凭借长期建立的优势处于智慧健康医疗发展第一梯队，智慧健康医疗市场需求和产品生产都主要集中在美国、欧洲和日本，而其他国家的智慧健康医疗发展处于跟随和追赶的阶段。2020 年，世界卫生组织（WHO）历经多轮磋商，发布《2020—2025 年数字卫生保健全球战略》，为各国提供了智慧健康医疗的全球共识与发展战略参考，图 2-1 为该报告部分重点内容。

政策建议	1）共同制定数字卫生全球战略，建立机制，加强国家数字卫生战略，并就商定的适当使用数字技术实现国家健康和福祉目标开展关键合作；
	2）建立知识管理方法，以确定和分享良好做法、关于实施新方法和新技术的知识、证据以及各国和国际社会在数字卫生方面的经验教训；
	3）支持各国建立疾病监测信息中心，以便在流行病和其他公共卫生紧急情况期间及时管理和执行决定；
	4）协调各国和利益攸关方，共同应对全球、区域和国家的挑战和机遇；识别、管理和沟通风险；并减轻与使用数字技术改善健康和实现全民健康覆盖相关的威胁，这是与健康相关的可持续发展目标的核心。
预期效果	1）通过专门的治理机构和机制，将数字卫生列为优先事项并将其纳入全球、区域和国家的各级卫生系统；
	2）定期召集多方利益攸关方小组，支持适当使用和扩大数字卫生和创新，以加快实现与卫生相关的可持续发展目标；
	3）在国家、区域和全球各级建立或加强疾病监测信息中心。

图 2-1　WHO《2020—2025 年数字卫生保健全球战略》

根据各自健康医疗的总体情况,结合智慧健康医疗的发展现状,全球各国围绕国家卫生体系中较为重大的现实问题,制定了各自的智慧健康医疗建设目标和发展规划。由于国情、健康医疗基础、智慧健康医疗发展现状等不同,各国的智慧健康医疗发展规划也不尽相同,可从美国、澳大利亚、瑞士等国的规划中略见一斑。美国国家卫生信息技术协调办公室(ONC)于 2020 年发布《2020—2025年联邦医疗信息技术战略计划》,提出了与智慧健康医疗相关的一系列具体目标、目的和策略。ONC 希望通过一系列的战略计划制订和落实推动最终实现增进以个人为中心、自我管理的健康,改造健康照护的提供体系与社区健康服务体系,促进健康相关的研究与研发,强化国家健康信息科技基础建设。2018 年,澳大利亚数字卫生局(ADHA)发布澳大利亚国家数字健康战略,提出了智慧健康医疗的发展愿景、4 个具体的关键主题和 7 个战略目标。2018 年,瑞士联邦委员会通过《瑞士数字健康战略(2018—2022)》,提出鼓励健康医疗系统数字化、推进健康医疗系统数字化协同、实现健康医疗系统数字化升级三大目标。

2.2
智慧健康医疗是解决我国医疗供需矛盾、降本增效的必由之路

近 20 年来,我国医疗卫生事业取得了骄人业绩,在《柳叶刀》2019 年全球医疗质量与可及性排名中,我国医疗质量和可及性

（HAQ）指数以 77.9 分位居全球第 48 名，26 年间 HAQ 指数提高 35.3，进步显著。我国城乡医疗水平差异显著缩小，业已建立起全球最大医疗保障网，基本医疗保险参保人数覆盖全国 13.61 亿人口，参保率＞95%。婴儿死亡率显著下降，由 1981 年的 34.7‰下降到 2020 年的 5.4‰，5 岁以下儿童死亡率达到 7.5‰，与上年相比，5 岁以下儿童死亡率、婴儿死亡率均有不同程度的下降。国家卫健委《2019 年我国卫生健康事业发展统计公报》显示，我国人均寿命达到 77.3 岁，相比 2000 年的 71.40 岁有明显提高。

然而，我国医疗卫生事业依然面临着巨大挑战，我国卫生总费用占 GDP 7.12%，相当于美国占比（18%）的零头，但是，我们却负担了全球 20% 人口的健康照护的艰巨任务，2020 年，我国每千人口执业（助理）医师 2.90 人，每千人口注册护士 3.34 人，医护人员工作负荷处于较高水平。根据第七次人口普查结果，截至 2020 年，我国 65 岁及以上的老年人口总量为 1.91 亿人，已占到总人口的 13.50%。随着老龄化社会的来临，全社会的医疗需求和疾病负担在持续攀升，预计"十四五"期间，我国老年人口将超过 3 亿人，从轻度老龄化进入中度老龄化阶段。据《中国居民营养与慢性病状况报告（2020 年）》发布数据统计，目前我国慢性病患者已超过 3 亿人，慢性病患者基数仍不断扩大，同时因慢性病死亡的患者比例也会持续增加，2019 年我国慢性病死亡人数占总死亡人数的 88.5%，其中心脑血管病、癌症、慢性呼吸系统疾病死亡患者比例为 80.7%。

而截至 2020 年，全国只有 408.60 万执业医师，每千人口医疗卫生机构床位数仅 6.46 张，难以满足日益增长的健康医疗需求，基层医疗资源尤其短缺。这就是目前中国医疗供给侧资源结构不平衡，医疗供需矛盾突出的严峻现实。

　　长期以来，我国不断完善健康医疗系统，满足日益增长的健康医疗服务需求，但在医疗资源紧缺的情况下，我国的健康医疗系统依然面临着巨大的挑战，未来通过科技创新并推动健康医疗的融合应用，服务边远和基层健康医疗服务机构，提升全民健康医疗服务的效率，是缓解我国当前健康医疗系统压力的有效手段之一，是提高全民身体健康水平的重要途径。智慧健康医疗将有望成为解决我国医疗供需矛盾、降本增效的必由之路。智慧健康医疗体系分为核心层、主体层和应用层。其核心层提供无处不在的健康医疗服务；主体层包括健康医疗的服务方、药品及医疗器械的提供方、医疗支付和监管方的高效服务和协同运营；而在应用层，结合健康医疗生态体系的价值点，可以满足丰富的智慧健康医疗应用场景需求。这"三层"通过智慧手段来进行系统整合，形成闭环式、资源优化平衡、多方共赢的大健康医疗生态体系，成为解决当前医疗供需矛盾和资源配置不均衡问题、降本增效的新路径。

2.3
我国进入发展智慧健康医疗的机遇窗口期

　　近年来，我国的智慧健康医疗事业在国家的大力推动及社会各界积极参与下，整体保持良好的发展态势，结合我国经济社会的快速发展及人民群众不断增长的健康医疗预期，仍然有极大的发展机遇。我们需要把握新形势，抓住新机遇，提高国内智慧健康医疗的水平，朝世界智慧健康医疗强国的方向努力，争取打造智慧健康医疗的"中国品牌"。我国智慧健康医疗发展面临机遇如图 2-2 所示。

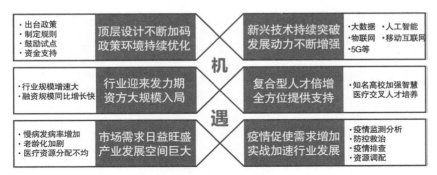

图 2-2 我国智慧健康医疗发展面临机遇

（1）国家重视，政策环境不断优化。"十四五"期间，国家将重点发展方向从卫生健康信息化建设转向数字化运行、智能化应用，通过加快新型基础设施建设，推动多行业、跨领域共同发展，促进 5G、云计算、大数据、人工智能与医疗的融合发展。地方政府响应号召，通过资金扶持推动智慧健康医疗产品落地应用，鼓励产品商业化发展，改善智慧健康医疗服务体系。

（2）行业规模增速大，融资规模同比增长快。过去几年，我国医疗人工智能市场规模平均每年保持 40% ～ 50% 的增长，激发了我国智慧健康医疗行业的投融资活力。资本方对智慧健康医疗产业保持乐观态度，投融资规模不断扩大，有利于更多的智慧健康医疗企业获得资金并投入产品研发与应用。

（3）市场需求日益旺盛，发展空间逐渐打开。据人社部统计，截至 2019 年底，我国 60 岁及以上的人口比例已经达到 18.1%，预计"十四五"期间，我国的老年人口将超过 3 亿人，从轻度老龄化进入中度老龄化阶段。随着老龄化情况加剧以及生活节奏加快，我国慢性病发病率逐年增加，2019 年我国因慢性病导致的死亡人数占总死亡人数的 88.5%。慢性病需要长期的护理和治疗方案，并且大多数慢病患者可以在家中完成疾病管理，智慧健康医疗则为慢病管理提供了有效的手段和途径。

（4）现代化高新技术为智慧健康医疗提供了有力的技术支撑。大数据、人工智能、物联网、移动互联网、5G等新兴技术的快速发展为智慧健康医疗行业发展提供了更好的手段和新的动能，将信息技术为引领的先端技术融入健康医疗的各个层次，将实现供需变革和模式创新，从而推动智慧健康医疗新时代的到来。

（5）复合型人才逐步增加，支撑智慧健康医疗发展。我国政府陆续出台相应政策，强调构建基础理论人才与"人工智能+X"复合型人才并重的培养体系的重要性，到2020年已有180所高校获批开设人工智能专业。大批高校先后成立了以人工智能为主要研究内容的研究院，着力开展与人工智能相关的科学研究、技术研发和人才培养。

（6）新冠肺炎疫情进一步提高了各界对智慧健康医疗的认识和重视，迎来新局面。新冠肺炎疫情防控期间，智慧健康医疗的应用快速落地，远程会诊、远程门诊、远程监测、应急救援等新医疗场景不断创新，成为疫情中强而有力的"武器"，让国家和人民对互联网医疗的认知力、接受度、主观选择有大幅提升，进一步加强了对智慧健康医疗发展的重视度。

在缺乏顶层设计和组织化研发的背景下，我国智慧健康医疗发展也面临着许多挑战，主要可概括为"政、产、学、研、用"五方面。

"政"，指的是与智慧健康医疗相关的政策、法规、产品及服务标准等一系列挑战。智慧健康医疗产品关系到人民群众生命健康，特别是对于纳入医疗器械范畴上市和使用的智慧健康医疗产品，对于产品标准、产品疗效有着严格的要求，尤其是三类医疗器械注册证更是"皇冠上的明珠"，对于未纳入医疗器械范畴的智慧健康医疗类产品，也需要以严格标准规范其发展，避免"劣币驱逐良币"。智慧健康医疗产品和服务亟待建立完善的审评标准，促进产业良性发展。

"产"，指的是与智慧健康医疗相关的产业发展、商业模式等一系列挑战。智慧健康医疗产品的商业模式不够成熟，多数产品难以从C端直接实现盈利，只能通过向医院销售的方式，具有较大程度的不确定性，许多企业存在盈利困难的问题，这影响了企业进一步开发新品的积极性。

"学"，指的是与智慧健康医疗相关的人才教育、培养等一系列挑战。基层一方面缺乏高水平的医护人员，另一方面缺乏能够应用智慧健康医疗产品及服务的医护人员，需要针对智慧健康医疗发展的新内容、新趋势，当智慧健康医疗产品及服务在应用过程中出现各种可能的事故时，明晰的权责划分就显得尤为重要。但由于法律法规在这方面的设计比较薄弱，因此在责任划分标准上存在一定困难，这也打击了人们对智慧健康医疗产品和服务的应用积极性。

"研"，指的是与智慧健康医疗相关的技术研发、产品研发等一系列挑战。智慧健康医疗产品的数据累积是一个长期的过程，只有当数据量达到一定程度，才能够体现产品的智慧属性，因此在研发推进上，特别是早期开发阶段，研发速度相对缓慢。

"用"，指的是与智慧健康医疗相关的应用落地、数据应用等一系列挑战。一是信息安全，智慧健康医疗产品涉及大量使用者的健康档案信息，信息安全保护就显得尤为重要。居民的数据读取和使用需要有明确的授权，数据在传输过程中还要防止被窃取或者监听，保护人民隐私安全是重中之重。二是信息孤岛，不同健康医疗机构之间由于信息接口差异较大，以及出于信息安全保护的需要，存在大量数据孤岛，导致信息互联互通情况较不理想，健康医疗数据的利用价值有待进一步开发。三是数据标准，由于医疗机构之间的数据记录规范差异较大，医疗信息的记录标准也尚未统一，因此导致数据的标准化程度较低，同样的数据有着各种不同类型的记录形式。

因此，要进一步建设智慧健康医疗体系，顶层设计至关重要。

2.4
智慧健康医疗嫁接赋能"健康中国"战略的关键领域

2015年3月，全国两会期间，"健康中国"被首次写入政府工作报告，自此，"健康中国"成为我国医疗卫生健康事业建设的重要指南，系列相关政策及文件接连出台，政府工作报告中多次提及建设"健康中国"。"健康中国"战略的实施，是医疗卫生系统实现革新的系统性转变。而构建以全民健康为目标的新型健康医疗服务体系，正成为我国深化医疗改革、落实健康中国行动的迫切要务。

随着近年来中国经济和科技的高速发展，科技转化潜能已十分巨大；同时国家近年来高度重视健康中国以及前沿科技的发展，尤其在智能技术、智慧技术的发展和应用上出台的一系列政策，都为未来中国智慧健康医疗产业发展提供了重大机遇。这些政策的内容越来越具体，越来越具有可操作性，有助于实现我国与全球智慧健康医疗同步高速发展。一方面，我国智慧健康医疗在快速的发展中已经形成了一定的体系，产生了跨越诊前、诊中和诊后，贯穿健康管理、疾病筛查、辅助诊断、精准药学、慢病照护的应用服务和支撑平台。另一方面，我们也不得不看到，当前智慧健康医疗蓬勃发展的背后也存在着一定程度上盲目跟风的行业乱象。我们应该静下心来，理性地思考智慧健康医疗发展的方向和发展策略，让智慧健康医疗的发展回归到医疗的本质，维护、恢复和促进民众健康。以智慧的技术直击"健康中国"关键领域的痛点，助力健康医疗产业的提质增效，并构建全局最优化的健康照护体系。

国家制定出台了《健康中国行动（2019—2030 年）》，强调以人民健康为中心，重塑全方位、全生涯、全链条的全民健康医疗服务体系，依次出台系列政策大力推动智慧健康医疗的发展，智慧健康医疗的发展已经成为"健康中国"战略的重要推动力。健康中国 + 智慧健康医疗相关文件如表 2-1 所示。

表 2-1　健康中国 + 智慧健康医疗相关文件

健康中国顶层设计	
时间	文件
2016 年 10 月	《"健康中国 2030"规划纲要》
2019 年 7 月	《国务院关于实施健康中国行动的意见》《国务院办公厅关于印发健康中国行动组织实施和考核方案的通知》《健康中国行动（2019—2030 年）》
2019 年 9 月	《推进实施健康中国行动 2019 年工作计划》
2020 年 9 月	《推进实施健康中国行动 2020 年工作计划》
2021 年 4 月	《健康中国行动 2021 年工作要点》
智慧健康医疗相关文件	
时间	文件
2013 年 11 月	《国家卫生计生委 国家中医药管理局关于加快推进人口健康信息化建设的指导意见》
2014 年 8 月	八部委印发《关于促进智慧城市健康发展的指导意见》（发改高技〔2014〕1770 号）
2016 年 6 月	《国务院办公厅关于促进和规范健康医疗大数据应用发展的指导意见》

续表

智慧健康医疗相关文件	
时间	文件
2016 年 9 月	《关于全面推进卫生与健康科技创新的指导意见》（国卫科教发〔2016〕50 号）
2016 年 10 月	《国务院关于加快发展康复辅助器具产业的若干意见》
2016 年 11 月	《国家中医药管理局关于印发中医药信息化发展"十三五"规划的通知》
2017 年 1 月	《国家卫生计生委关于印发"十三五"全国人口健康信息化发展规划的通知》
2017 年 1 月	《食品药品监管总局关于发布医疗器械网络安全注册技术审查指导原则的通告》（2017 年第 13 号）
2017 年 7 月	《国务院关于印发新一代人工智能发展规划的通知》
2018 年 4 月	《关于印发全国医院信息化建设标准与规范（试行）的通知》（国卫办规划发〔2018〕4 号）
2018 年 4 月	《国务院办公厅关于促进"互联网＋医疗健康"发展的意见》
2018 年 7 月	《卫生健康委 中医药局关于印发互联网诊疗管理办法（试行）》等 3 个文件的通知
2018 年 11 月	《国家药品监督管理局关于发布创新医疗器械特别审查程序的公告（2018 年第 83 号）》
2019 年 1 月	《国家卫生健康委办公厅关于开展"互联网＋护理服务"试点工作的通知》
2019 年 3 月	《国家卫生健康委办公厅关于印发医院智慧服务分级评估标准体系（试行）的通知》
2019 年 8 月	《国家医疗保障局关于完善"互联网＋"医疗服务价格和医保支付政策的指导意见》
2020 年 1 月	《国家卫生健康委办公厅关于进一步做好儿童重大疾病救治管理工作的通知》
2020 年 2 月	《国家卫生健康委办公厅关于加强信息化支撑新型冠状病毒感染的肺炎疫情防控工作的通知》
2020 年 2 月	《国家卫生健康委办公厅关于在疫情防控中做好互联网诊疗咨询服务工作的通知》
2020 年 2 月	《关于印发加强医疗机构药事管理促进合理用药的意见的通知》（国卫医发〔2020〕2 号）

续表

智慧健康医疗相关文件	
时间	文件
2020 年 3 月	《国家卫生健康委办公厅关于印发新冠肺炎出院患者健康管理方案（试行）的通知》
2020 年 4 月	《关于进一步巩固成果提高医疗机构新冠肺炎防控和救治能力的通知》（联防联控机制综发〔2020〕141 号）
2020 年 5 月	《医疗废物集中处置设施能力建设实施方案》（发改环资〔2020〕696 号）
2020 年 5 月	《国家卫生健康委办公厅关于进一步完善预约诊疗制度加强智慧医院建设的通知》
2020 年 6 月	《国家医疗保障局办公室关于印发医疗保障疾病诊断相关分组（CHS DRG）细分组方案（1.0 版）的通知》
2020 年 6 月	《国家卫生健康委办公厅关于启用三级医院对口帮扶贫困县县医院工作信息管理系统的通知》
2020 年 7 月	《国家卫生健康委员会办公厅关于新冠肺炎疫情防控常态化下进一步提高院前医疗急救应对能力的通知》
2020 年 7 月	《国家卫生健康委办公厅关于持续做好抗菌药物临床应用管理工作的通知》
2020 年 7 月	《国家卫生健康委办公厅关于进一步加强单病种质量管理与控制工作的通知》
2020 年 7 月	《国家卫生健康委统计信息中心关于印发医院信息互联互通标准化成熟度测评方案（2020 年版）的通知》
2020 年 9 月	《国家卫生健康委办公厅关于印发国家传染病医学中心及国家传染病区域医疗中心设置标准的通知》
2020 年 9 月	《关于印发进一步完善院前医疗急救服务指导意见的通知》（国卫医发〔2020〕19 号）
2020 年 9 月	《关于加强全民健康信息标准化体系建设的意见》（国卫办规划发〔2020〕14 号）
2020 年 10 月	《关于印发加强和完善精神专科医疗服务意见的通知》
2020 年 10 月	《国家医疗保障局关于积极推进"互联网＋"医疗服务医保支付工作的指导意见》
2020 年 11 月	《国家医疗保障局办公室关于印发区域点数法总额预算和按病种分值付费试点城市名单的通知》

续表

智慧健康医疗相关文件	
时间	文件
2020 年 11 月	《国家药监局关于发布真实世界数据用于医疗器械临床评价技术指导原则（试行）的通告》
2020 年 12 月	《关于深入推进"互联网 + 医疗健康""五个一"服务行动的通知（国卫规划发〔2020〕22 号）》
2020 年 12 月	《关于印发全国公共卫生信息化建设标准与规范（试行）的通知》（国卫办规划发〔2020〕21 号）
2020 年 12 月	《国家卫生健康委关于印发三级医院评审标准（2020 年版）的通知》
2020 年 12 月	《国家卫生健康委办公厅关于进一步推进"互联网 + 护理服务"试点工作的通知》
2021 年 3 月	《国家卫生健康委办公厅关于印发医院智慧管理分级评估标准体系（试行）的通知》
2021 年 6 月	《国家药监局关于公开征求〈人工智能医疗器械注册审查指导原则（征求意见稿）〉意见的通知》
2021 年 7 月	《国家药监局关于发布人工智能医用软件产品分类界定指导原则的通告》（2021 年第 47 号）
2021 年 10 月	国家卫生健康委《互联网诊疗监管细则（征求意见稿）》

在我国不断增长的健康医疗服务需求的推动下，国家相关部门不断改善我国健康医疗系统的政策环境，推动各个相关领域的改革，简化流程、提升效率，鼓励健康医疗领域的创新发展，我国健康医疗行业也因此进入快速发展时期，智慧健康科技也同时取得了较快的发展。

"健康中国"的建设重点领域，同样是智慧健康医疗嫁接赋能的关键领域。通过研究"健康中国"系列政策及文件可以发现，智慧健康医疗的发展，在促进"健康中国"建设方面主要赋能于公共卫生、健康促进、健康养老、健康城市、母婴安全、健康科技、重大慢病、心理健康、健康儿童 9 个重点领域，如图 2-3 所示。

"健康中国"智慧健康医疗
9大重点领域

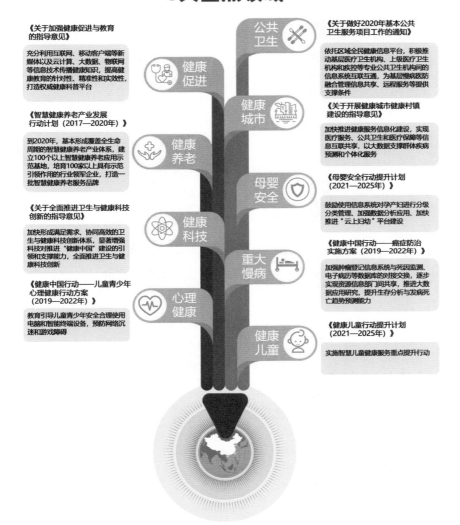

《关于加强健康促进与教育的指导意见》

充分利用互联网、移动客户端等新媒体以及云计算、大数据、物联网等信息技术传播健康知识，提高健康教育的针对性、精准性和实效性，打造权威健康科普平台

《智慧健康养老产业发展行动计划（2017—2020年）》

到2020年，基本形成覆盖全生命周期的智慧健康养老产业体系，建立100个以上智慧健康养老应用示范基地，培育100家以上具有示范引领作用的行业领军企业，打造一批智慧健康养老服务品牌

《关于全面推进卫生与健康科技创新的指导意见》

加快形成满足需求、协同高效的卫生与健康科技创新体系，显著增强科技对推进"健康中国"建设的引领和支撑能力，全面推进卫生与健康科技创新

《健康中国行动——儿童青少年心理健康行动方案（2019—2022年）》

教育引导儿童青少年安全合理使用电脑和智能终端设备，预防网络沉迷和游戏障碍

健康促进

健康养老

健康科技

心理健康

公共卫生

健康城市

母婴安全

重大慢病

健康儿童

《关于做好2020年基本公共卫生服务项目工作的通知》

依托区域全民健康信息平台，积极推动基层医疗卫生机构、上级医疗卫生机构和疾控等专业公共卫生机构间的信息系统互联互通，为基层慢病防融合管理信息共享、远程服务等提供支撑条件

《关于开展健康城市健康村镇建设的指导意见》

加快推进健康服务信息化建设，实现医疗服务、公共卫生和医疗保障等信息互联共享，以大数据支撑群体疾病预测和个体化服务

《母婴安全行动提升计划（2021—2025年）》

鼓励使用信息系统对孕产妇进行分级分类管理、加强数据分析应用、加快推进"云上妇幼"平台建设

《健康中国行动——癌症防治实施方案（2019—2022年）》

加强肿瘤登记信息系统与死因监测、电子病历等数据库的对接交换，逐步实现资源信息部门间共享，推进大数据应用研究，提升生存分析与发病死亡趋势预测能力

《健康儿童行动提升计划（2021—2025年）》

实施智慧儿童健康服务重点提升行动

图 2-3 "健康中国"智慧健康医疗 9 大重点领域

3 智慧健康医疗
的创新赋能效应

3.1
智慧公共卫生与疾病防控
实现最优化运行模式

3.1.1 智慧公共卫生与疾病防控的背景

在我国长期的公共卫生事业建设过程中，为了及时、有序和高效地应对各类公共卫生事件，在事前、事中、事后等环节中将公共卫生事件的危害和影响降到最低，确保国家整体的安全和稳定，让老百姓的工作和生活能够正常进行，在不断总结经验的基础上，提出了"一案三制"的公共卫生与疾病防控体系顶层设计。"一案三制"通过明确应急方案、管理组织、协同机制和管理规范等方面的内容，为应对公共卫生事件提供有效、有序的具体行动方案，为我国公共卫生与疾病防控体系的建设提供了很好的基本框架。随着新冠肺炎疫情的暴发，适逢我国春节期间的全国人员大流动，新冠病毒短时间内在全国范围内迅速蔓延，公共卫生与疾病防控体系迎来了巨大的冲击和挑战，一些不足和问题也暴露出来，包括预警上报延迟导致错失疫情防控最佳时机，疫情初期人、事、物等资源协同调度混乱，无法精准防控而被迫大规模封城造成社会损失严重等各项问题。

1. 传染病早期监测预警能力有限

我国目前的临床症状监测和预警机制仅针对已纳入国家法定报告管理的传染病出现聚集性暴发趋势进行预警，在监测方式上也主要依托发热、肠道等门诊对相关的传染性病例进行监测，监测方式和目标都较为单一，在新发、突发传染病方面的监测、甄别和预警能力不足。

2. 疾病防控系统信息共享不足

目前，我国公共卫生事件监测预警系统所采集的数据主要来自医疗卫生机构的患者基本信息、就诊信息等数据，数据来源和数据类别比较单一，缺乏患者的活动轨迹数据、人群接触数据等其他数据，而动植物、水等自然环境相关的数据又没有与公共卫生系统共享，各类对公共卫生事件监测预警有重要作用的数据系统没有实现互联互通，跨部门的信息关联机制也有待建立，导致对我国公共卫生事件应急决策的支撑不足，联防联控受到限制。

3. 公共卫生事件预警技术有待提高

在大数据、人工智能等新兴技术发展日新月异的当下，这些技术与我国公共卫生事件监测预警系统融合应用尚未成熟，监测预警模型的智能化水平不足，加上相关数据的缺失，各类新兴技术对公共卫生事件监测预警的技术支撑作用未能得到充分体现，大大限制了我国公共卫生事件预警能力的提高。

4. 应急物资供应体系效率偏低

目前，我国应对重大公共卫生事件涉及的部门较多，在落实防控工作时，人力、物资等资源调度时组织较为繁乱，导致出现人力不足、物资不到位等问题。在应急物资供应方面，由于应急物资储备的管理体系不完善，在重大公共卫生事件发生时，容易出现应急物资储备紧缺的情况，给防控工作造成了很大的困难，而在应急物资调配和运输等方面也存在不足，在区域应急物资紧缺的情况下，跨区的应急物资难以及时到位，整体效率偏低。

面对新冠疫情的巨大挑战和存在的问题，在健康医疗领域融合应用不断深化的互联网、大数据、人工智能等高新技术，在本次新冠疫情防控期间得到了快速的普及应用，在人员监测、病源追溯、疾病控制、复工复产等方面发挥了重要作用，催生了一系列的创新应用场景，智慧公共卫生与疾病防控技术和体系得以迅速地建立、验证和发展。智慧公共卫生与疾病防控采用人工智能、自然语言处理、大数据等核心技术建立的智慧化多点触发疾病防控预警平台，实现多源、多维、多主数据的可控共享，及时、快速、精准地为决策人员提供有效数据依据，对新冠肺炎疫情进行实时监测、预警、预测、风险评估，支撑应急指挥和领导决策，支持多维度、多用户、全流程疾病防控，极大缩短响应时间，通过大数据分析和人工智能辅助决策使疾病防控更加智能化、精准化。

3.1.2　智慧公共卫生与疾病防控的发展情况

开始于 2020 年的新冠肺炎疫情在全球范围内对各个国家的正常社会秩序造成了非常大的影响，虽然我国在疫情暴发后，在全国上下的不懈努力下，迅速得到了基本控制，但是全球形势仍然比较严峻。另外，虽然疫苗和特效药的成功研发和应用为疫情的防控提供了有效的手段，但仅能够帮助有效控制疫情，新冠病毒依然在全球的很多地区肆虐，我们可能不得不面临与之长期共存的挑战。在 2019 年之前，我国的病毒流行病时有发生，从 2003 年的 SARS 病毒、甲型 H5N1 流感，到 2009 年的甲型 H1N1 流感和 2013 年的甲型 H7N9 流感，虽然有轻有重，但都对经济和社会发展等造成了一定的不良影响。此外，我国因境外输入引发黄热病、寨卡病毒病等突发急性传染病，导致我国的疫情风险也在不断增加。因此，持续推动我国公共卫生事业的建设和发展，建立有效的疾病防控体系，是关系到人民身体健康、生命安全，以及维持经济和社会稳定发展的重要工作。我国智慧公共卫生与疾病防控发展情况如图 3-1 所示。

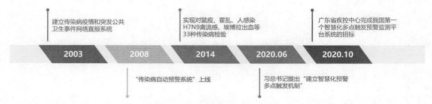

图 3-1　我国智慧公共卫生与疾病防控发展情况

（1）5G 和智慧公共卫生与疾病防控融合应用。5G 通信技术由于在低时延、大容量、边沿计算等方面的优势，在智慧公共卫生与疾病防控的远程会诊、人员监测、物流运输等各个场景中得到较好的推广应用。经过我国大力推进 5G 等基础设施的建设，新冠肺炎疫情防控期间，5G 的出现和大面积商用适逢其时，通过位置服务+5G 网络技术，提供疫情防控车联网平台，实现患者、家庭、社区、隔离点和医院的各类人员活动、转运规范调度和防疫信息动态实时采发，做到应急物资精准投放和城市紧急交通调度、防疫物资全时空管控。疫情防控期间由于人员活动受限，基于 5G 的远程会诊使得优质的医疗专家资源，通过远程视频连线的方式能够为基层的防疫提供有效支持和帮助，提高基层的防疫能力和水平，有效缓解基层的疾病防控压力。

（2）物联网和智慧公共卫生与疾病防控融合应用。通过构建物联网平台，实现疾病防控相关智能化电子设备的远程连接、数据采集、智能识别、AIoT 应用开发等功能，推动物联网技术与智慧诊疗、监测、预警等疾病防控相关领域的融合应用，通过智慧诊疗、监测、预警等疾病防控相关数据的采集、计算和分析，完善疾病防控的数据链，实现在智慧公共卫生与疾病防控领域的人员监测、物资追溯、无人配送等场景中的应用，促进我国智慧公共卫生与疾病防控的智能化升级。

（3）大数据和智慧公共卫生与疾病防控融合应用。大数据技术在新冠疫情防控期间得到广泛应用，通过人口健康数据、人口轨迹数据、物流运输数据等各类相关数据的采集、分析和挖掘，在智慧公共卫生与疾病防控的疫情监测分析、病毒溯源、疾病防控、资源调配、疫苗研发等领域发挥了巨大的作用，为各国的新冠疫情防控提供了有效的手段和有力的支撑。在新冠疫情防控过程中，搭建的基于大数据技术的智慧公共卫生与疾病防控体系在实践应用中不断完善，在技术上为未来长期的智慧公共卫生与疾病防控奠定了良好基础。

（4）人工智能和智慧公共卫生与疾病防控融合应用。公共卫生与疾病防控体系需要采用高效的预警算法，而融入机器学习、深度学习等人工智能算法技术，有效地提高了疫情预警的准确性和及时性。在新冠疫情防控期间，人工智能技术在流行病调查、快速诊断、新药和疫苗研发等方面发挥了重要作用，助力重构相关的疫情研判、防治流程，以及创新提供有效的疫情防控手段。图 3-2 为智慧疾控平台概述。

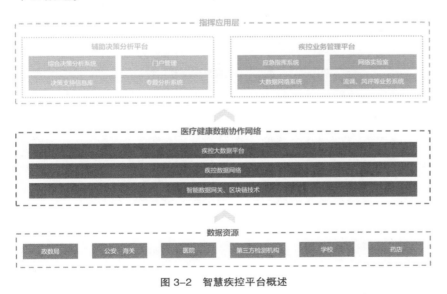

图 3-2　智慧疾控平台概述

3.1.3 智慧公共卫生与疾病防控的典型应用

1. 健康码

"健康码"以通信运营商基站定位和全球导航卫星系统（global navigation satellite system，GNSS）定位系统作为数据源，根据具体用户所在地区及其历史轨迹，利用大数据手段对出行人员进行分类。健康码可以协助医疗机构掌握个人的行动轨迹，并以此追踪可能的接触者，进而排查密切接触者以实现疫情控制的规范管理，初步实现了动态监测人员风险，也在一定程度上缓解了疫情联防联控工作和复工复产之间的矛盾，是我国在新冠疫情防控上融合互联网、大数据等高新技术的创新应用，为我国的新冠疫情防控、维护社会正常秩序提供了有效手段，发挥了重要作用。图3-3展示了健康码推广应用历程的关键节点。

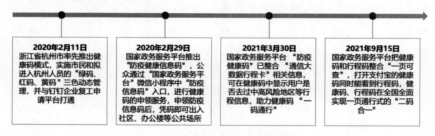

图 3-3　健康码推广应用历程的关键节点

2. 智能化溯源防控

应用大数据技术构建面向人口移动与传播的跟踪追溯复杂网络模型，开展人员移动可视化管理，连接行政管理、疫情监测、行业管理、社区治理等信息，实现统一的信息传递，通过对病源地出入、途经人员、确诊患者行为轨迹（定位、航班、铁路、车辆、视频监控等）进行分析，为疫情防控期间城市人员管理、医疗救治、疫情预判提供分析依据，挖掘预判潜在传播高风险个体和热点区域，真实还原疫情传播路径并定位其源头所在，为潜在疫情传播开展预判分析，实现动态实时的跟踪、预警、溯源与及时应对，如图 3-4 所示。

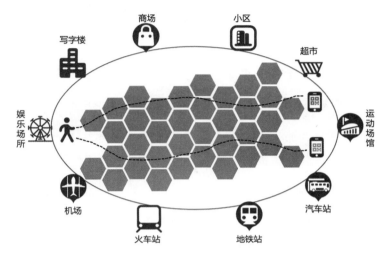

图 3-4　疫情常态化下疫情的预警与追溯

3. 智能物资供应管理系统

在我国新冠疫情防控期间，由于疫情突然暴发，给我国重大公共卫生事件应急体系造成了很大冲击，尤其是支撑疫情防控的应急物资紧缺，给新冠肺炎疫情防控带来了很大困难。针对我国一线应急物资紧缺的情况，全社会积极参与应急物资的捐赠、筹备、调配、运输等工作，对疫情防控给予了很大帮助和支持，但也凸显了应急物资的供需匹配脱节、信息不畅、管理工作繁杂等一系列问题。通过搭建智能化物资供应管理系统，充分利用大数据、物联网、人工智能等新兴技术，基于应急物资、人员、交通等相关的位置、路线、供应、需求、储备等数据，通过算法对物资、人员、车辆等进行实时、全域的智能化管理，交通运输部能够为相关人员提供应急物资运输、道路运输服务、车辆通行情况等重要信息，智能化规划运输路线、调配车辆、匹配物资供需、匹配物流供需，提高应急物资的调配供应效率，有力支撑我国新冠疫情的防控。

3.1.4 智慧公共卫生与疾病防控的发展趋势

（1）早期多点监测能力进一步增强。通过医、防、药、校、人、网等多点监测增强早期多渠道监测能力，改进不明原因疾病和异常健康事件的监测机制，打造数据模型，增强早期多点监测能力。

（2）多点触发预警机制有效应用。通过构筑场景、感知风险、触发信号的多点触发机制，从人员、综合征、物品产品、环境场所等触发预警，实现横向多数据源点的触发、纵向多时间节点的触发，构建可自定义的多渠道、多维度的预警规则库，实现不同种类疾病和致病因素的多场景预警预测能力。

3.2
智慧健联体全面提升区域健康医疗服务水平

3.2.1 智慧健联体概述

近年来，我国医联体建设取得长足进展。医联体包括但不限于城市医疗集团、县域医疗共同体、专科联盟和远程医疗协作网等，其本质是整合特定区域或特定类型医疗机构资源，实现医疗资源的协同效应和最优配置。智慧健联体则是在医联体发展的背景下，纳入包括保险公司、智慧健康医疗软件公司、智能医疗器械企业、医疗信息化企业等参与主体，并扩展涵盖体育公园、康养机构、老年社区等多类场景，在形成以促健康为核心的健联体的基础上，以智慧健康医疗和智慧健康技术为依托，实现健康医疗服务水平再次升级，从而提供更高水平健康促进的服务，智慧健联体基本框架如图 3-5 所示。

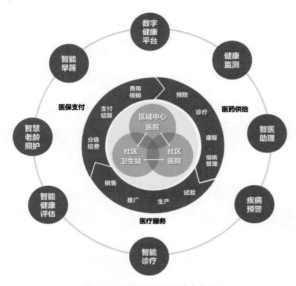

图 3-5　智慧健联体基本框架

　　智慧健联体以"防大病、管慢病、治急病"为主要服务内容，以卫生服务站／家庭医师作为触达基层社区居民的终端触角，以智慧监测哨点、智能诊断设备、远程医疗网络等为健康服务手段，为基层社区居民提供高质量、同质化的健康管理服务。智慧健联体通过居家健康自我监测、社区健康哨点监测、门诊及住院个性化健康定制等一体化健康医疗服务，最大化基层社区居民整体健康水平。智慧健联体还能为妇幼人群、慢性病患者、大病人群等特定人群提供针对性的健康促进服务，随着区域居民健康档案建设工作的不断完善，各类基于健康档案的智慧健康医疗应用层出不穷，智慧健联体将为基层社区居民提供越来越个性化和精准化的健康医疗服务。

3.2.2 智慧健联体发展情况

我国在智慧健联体建设方面的探索已经有近十年历史。早在 2013 年,湖北省武汉市黄陂区就开展了健联体试点工作,构建"互联网 + 智慧健康医疗"服务数据库,鼓励和支持健康管理机构提供专业化、规范化和个性化的智慧健康医疗服务。之后,全国各地陆续建立智慧健联体试点,多种智慧健联体模式雏形初现,其中,妇幼智慧健联体建设热度尤甚,多地展开试点,并鼓励应用信息技术和智慧医疗技术,赋能妇幼智慧健联体建设。国内智慧健联体建设和发展情况见表 3-1。

表 3-1　国内智慧健联体建设和发展情况

时间	地点	事件
2013 年 4 月	湖南省湘潭市	市妇幼保健院组建"湘潭市妇幼保健联合体"
2013 年 10 月	湖北省武汉市	黄陂区开展湖北省健康管理试点区创建工作,组建健联体
2014 年 9 月	江苏省扬州市	市卫生局发布《关于成立扬州市妇幼保健联合体的通知》
2015 年 7 月	江苏省南京市	省卫计委发布《关于推进妇幼健康服务联合体建设的指导意见》
2015 年 8 月	江苏省常州市	市卫计委出台《常州市妇幼健康服务联合体的实施意见》
2015 年 10 月	江苏省徐州市	市卫计委印发《关于建立徐州市妇幼健康服务联合体的实施意见》
2015 年 12 月	江苏省常州市	区卫计局发布《关于建立武进区妇幼健康服务联合体的实施意见》
2015 年 12 月	江苏省徐州市	邳州市妇幼保健院牵头成立市妇幼健康服务联合体
2016 年 8 月	福建省石狮市	市卫计局、石狮市妇幼保健医院和蚶江镇卫生院成立妇幼健联体

续表

时间	地点	事件
2016 年 9 月	江苏省南京市	江苏省妇幼保健院牵头成立江苏省妇幼保健院妇幼健康联合体
2016 年 10 月	河北省黄骅市	牵头引入第三方商业保险公司，探索健联体模式
2016 年 10 月	青海省西宁市	省妇幼保健院和省妇幼保健协会牵头组建妇幼健康服务联合体
2017 年 3 月	湖北省荆门市	全面推动健联体建设，实现"三通六统一"
2017 年 9 月	浙江省杭州市	省内首个军民融合强军利民健康联合体正式启动
2017 年 10 月	山东省泰安市	泰安市妇幼保健院牵头成立泰安市妇幼健康服务联合体
2017 年 10 月	广东省珠海市	市政府印发《珠海市区域健康服务联合体建设实施意见》
2017 年 10 月	湖南省衡阳市	衡阳市妇幼保健院牵头 13 家单位构建新型的妇幼健康服务体系
2017 年 12 月	湖南省长沙市	湖南省妇幼保健院牵头 90 家机构成立湖南省妇幼健康服务联合体
2017 年 12 月	湖南省娄底市	市妇幼保健院牵头成立市州级妇幼健康服务联合体
2017 年 12 月	云南省楚雄州	楚雄州妇幼保健院牵头成立妇幼健康服务联合体
2017 年 12 月	山东省泰安市	岱岳区妇幼保健院牵头成立岱岳区妇幼健康服务联合体
2018 年 3 月	陕西省汉中市	探索建立健联体，开展"2+2+1"家庭医师签约服务
2018 年 8 月	湖南省长沙市	以市妇幼保健院为技术龙头，组成了长沙市妇幼健康服务联合体
2018 年 11 月	广东省广州市	海珠区健康管理联合体启动
2018 年 12 月	湖南省永州市	市妇幼保健院与各县区妇幼保健院签订市妇幼健联体协议书
2019 年 4 月	河南省郑州市	河南省人民医院牵头成立肺癌防治健联体
2019 年 8 月	江苏省南京市	糖尿病防治健联体正式启动，促进糖尿病早期无创筛查适宜技术推广

续表 3-1

时间	地点	事件
2020 年 11 月	山东省平度市	市卫生健康局发布《关于建立妇幼健康服务联合体的实施意见》
2020 年 12 月	重庆市	渝北区妇幼健康联合体在宝圣湖社区卫生服务中心挂牌成立
2021 年 1 月	北京市	实施健康北京行动计划，启动健联体试点
2021 年 5 月	湖南省长沙市	长沙市妇幼保健院与开福区卫生健康局共建妇幼健康服务联合体
2021 年 5 月	江苏省扬州市	县妇幼保健院牵头与 15 家镇卫生院成立县妇幼健康医疗联合体
2021 年 7 月	—	中华医学会肝病学分会"中国肝脏健康筛查—诊治健联体"项目启动
2021 年 8 月	上海市	膀胱癌、前列腺癌和肾癌"泌尿三癌"早筛、早诊和早治健联体成立
2021 年 9 月	福建省泉州市	成立妇幼健康服务联合体，整合妇幼保健和公共卫生服务资源
2021 年 9 月	湖南省长沙市	湖南省妇幼保健院与岳麓区卫健局成立妇幼健联体
2021 年 12 月	云南省昆明市	"中国肝脏健康筛查—诊治健联体"云南站正式揭牌

2021 年，北京市十五届人大四次会议提出，实施健康北京行动计划，启动健联体试点，推进以治病为中心向以健康为中心转变。北京市作为全国医疗资源、科技资源、创新资源最密集和活跃的地区，将有望为全国范围内的智慧健联体建设树立新标杆、探索新范例，激起新一轮的智慧健联体建设热潮。恰逢"十四五"开局之年，在基于智慧健康医疗技术大发展的背景下，推动以医疗为中心的医疗联合体向以预防和健康管理为中心的智慧健联体转变，助力"健康中国 2030"目标实现，正成为题中应有之义。

3.2.3　智慧健联体典型应用案例

2021 年 9 月 24 日，中国工程院院士、北京清华长庚医院院长董家鸿在中关村论坛上宣布启动北京市首个区域智慧健联体试点项目——天通苑智慧健联体。2021 年 11 月 28 日，北京清华长庚医院获批"智慧健联体关键技术北京市工程研究中心"，计划聚焦心脑血管疾病、糖尿病、呼吸系统疾病、睡眠障碍等重点慢病类型，着力突破健联体建设核心技术瓶颈。北京清华长庚医院与北京市昌平区政府合作展开天通苑健联体建设工作，提供基本医疗服务、基本公共卫生服务、高龄整合照护等多元化的服务方案，探索构建整合式健康医疗体系。天通苑健联体以个体化健康服务为宗旨，整合包括社区医院、社区卫生站等在内的社区医疗资源，以居民全息健康档案为中心，构建区域数字健康服务的重要技术支撑，实现智慧健康医疗应用的重点示范，为全区居民提供优质、高效、经济、可及的健康照护，构建覆盖全人群、全生命周期、集预防—诊疗—康复—慢病照护于一体的智能化整合式区域智慧健康医疗体系。

为响应北京市政府号召，北京清华长庚医院启动了智慧健康医疗体系的研发计划。针对社区健康需求和智慧健联体的痛点问题，依托清华大学综合学科优势，组织了跨领域、多学科的临床医学与工程技术专家团队，合作研拟提出了以智慧健康医疗为核心技术的整体解决方案。这个智慧健康医疗方案，被命名为清华智慧健康医疗体系（THIS），如图 3-6 所示。

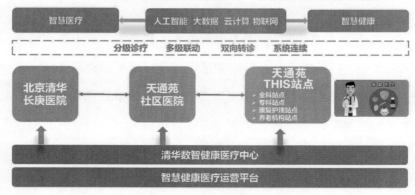

图 3-6　清华智慧健康医疗体系

天通苑智慧健联体建设将采取以下重点措施。

（1）展开关键技术重点攻关，破解智慧健联体建设难题。在技术攻关规划上，智慧健联体关键技术北京市工程研究中心将锚定重点任务和关键技术（图 3-7），通过医学创新、技术研发与健康服务需求的精准对接，为智慧健联体提供核心技术支撑，实现智慧健联体的高效运行、分级诊疗制度下病患有序就医、全科与专科医疗服务的系统整合，基层医疗服务的效能提升、居民全息健康数据的高效整合。

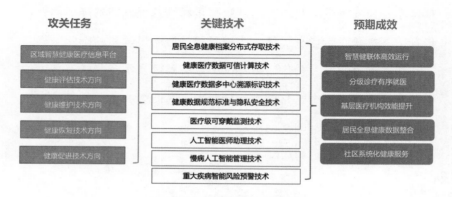

图 3-7　智慧健联体关键技术攻关

（2）构建区域性数字健康医疗平台，为健联体运行提供数字化基础设施。智慧健联体运行需要依托数字化平台，拟构建的新一代区域性数字健康医疗平台（图3-8）。该平台汇聚区域内居民健康、诊疗、社区健康、公共卫生等数据，构建基于区块链技术的分布式区域健康大数据中心。通过统一数据标准和接口规范，打破信息孤岛，通过多中心健康医疗数据的联邦共享和边缘计算，消除数据壁垒，实现与医保、公共卫生、分级诊疗、预防保健等体系融合，支撑各类智慧健联体服务与应用。

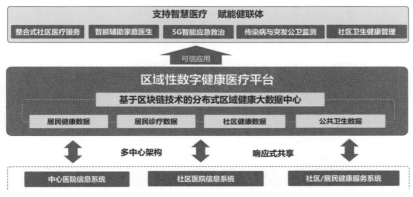

图 3-8　区域性数字健康医疗平台

（3）联合研究机构与头部企业，组建医研企转化工程联盟。北京清华长庚医院作为智慧健联体的主体机构，联合浙江清华柔性电子技术研究院、神州医疗、OPPO公司共建工程中心，提出建设智慧健联体的顶层设计方案。共建单位分工合作，参与技术攻关、产品研发和运营管理，组成社区健康服务需求驱动、智慧健康科技产品导向的医研企转化工程联盟。

北京清华长庚医院将以天通苑健联体为试验基地，将搭建智慧健联体核心技术研发和试验平台，依托智慧健康医疗相关技术实施单位，联合智慧健康医疗产业合作方，建设集互联网、大数据、云计算、AI技术、云平台与社区卫生服务中心于一体的区域性智能化分级诊疗服务体系,形成可复制、可推广的可持续健康服务模式,致力于打造国家"十四五"规划和"健康中国2030"的代表性重大工程。

3.2.4 智慧健联体的发展趋势

1. 区域居民电子健康档案加快建设,夯实智慧健联体信息化基础

我国电子健康档案建设已步入加速发展时期,在国家卫健委推进全民健康信息化发展的大背景下,各地已纷纷展开了健康档案电子化建设探索。以北京市为例,2020年,北京市卫健委发布了《关于推进居民健康档案电子化逐步取消纸质健康档案的通知》,提出启动居民健康档案电子化工作,并同步取消纸质健康档案。在更广泛区域开展居民电子健康档案建设,并为智慧健联体中各类应用及服务运转提供数据基础和信息支撑正逢其时。基于居民个人健康档案,智慧健联体中各个服务主体将能够为个体提供个性化和定制化的健康医疗服务。例如,基于区块链等技术,将强化健康档案的安全性;基于人工智能、大数据、云计算等技术,实现个性化的健康方案定制,为居民提供预防、筛查、诊断、治疗等一体化服务。

居民个人健康档案是智慧健联体服务的关键。在智慧健联体建设中借助自主可控的密码学、区块链、可信计算、多方安全计算等技术,整合居民基本健康、疾控、妇幼保健、医疗服务和社区卫生档案等五类健康数据,建立社区居民个人电子健康档案(图3-9),将提供保护隐私、安全可信的数据服务,支持社区居民的主动健康管理,授权健康服务,跨域医保诊疗,辅助卫生决策。

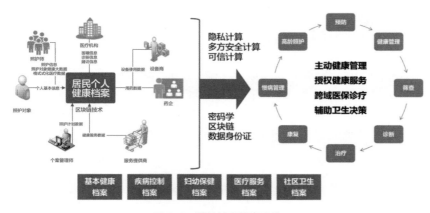

图 3-9　居民健康档案建设

2. 发展智能可穿戴设备应用，为健联体慢病管理提供重要依托

2018 年 4 月，国务院办公厅印发《关于促进"互联网 + 医疗健康"发展的意见》，提出实现个人健康实时监测与评估、疾病预警、慢病筛查、主动干预，支持研发医疗健康相关的人工智能技术和可穿戴设备等。通过多种类型可穿戴健康医疗监测装置，将能够实现居民生理体征的居家实时监测，对于慢性病、高龄、妇幼等高危人群和特殊人群，实时心电、心率、体温、血压、血糖等体征监测和云端大数据分析，并汇聚到区域健康智能监测云平台。云平台通过与区域各级健康医疗服务机构的信息共享，实现及时预警监测异常信息和疾病风险，以便医疗应急响应与快速处置，具体流程如图 3-10 所示。

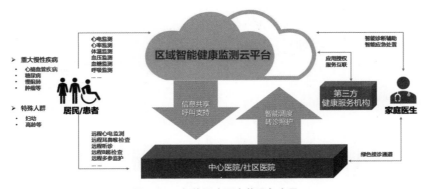

图 3-10　智能医疗可穿戴设备应用

3. 远程医疗体系加快建设，提高社区健康医疗服务能力

随着 5G、"互联网 +"、人工智能、增强现实等前沿技术的充分整合和运用，远程医疗通过区域数字健康医疗平台将中心医院、社区医院、社区卫生站及居家等充分融合并形成医健协同，在远程会诊、院前急救、手术示教、智能护理、远程培训、远程手术等场景连接上真正做到"健康医疗服务协同一张网"，大大提升社区健康医疗服务的能力与效率，具体如图 3-11 所示。

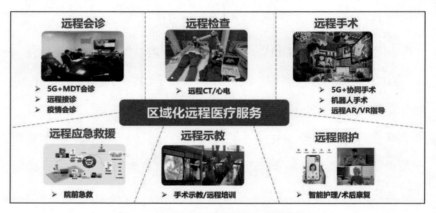

图 3-11　面向社区的区域化远程医疗服务

3.3
人工智能医学影像加速
医疗应用落地进程

3.3.1　人工智能医学影像的发展背景

人工智能医学影像是人工智能与医学影像诊断系统的融合应用，

将人工智能技术应用于医学影像诊断中，基于人工智能的深度学习等技术，实现 X 线成像、CT 成像、PET–CT 成像、超声成像、磁共振成像（MRI）等医学影像分析、处理和诊断的智能化。在人工智能医学影像的技术实现上，主要基于图像识别和深度学习这两项人工智能技术，依据临床诊断路径，通过图像识别技术分析和处理非结构化影像数据，获取有价值的信息；然后基于深度学习，使用海量的临床影像数据、诊断经验等进行人工智能医学影像算法模型的训练，并基于训练好的模型辅助开展临床影像相关的诊断。目前人工智能医学影像主要满足病灶识别与标注、靶区自动勾画与自适应放疗和影像三维重建等三类临床影像诊断需求。由于医学影像数据的相对容易获取和处理，不用像病历等需要 3 ~ 5 年甚至更长时间的数据积累，而且一张影像图片就能反映患者的大部分病情状况，使人工智能医学影像成为众多人工智能医疗应用场景中脱颖而出的重要领域，在应用、落地和商业化等方面处于领先地位。人工智能医学影像辅助临床诊断的主要流程如图 3–12 所示。

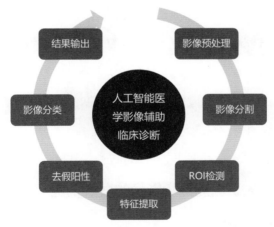

图 3–12　人工智能医学影像辅助临床诊断的主要流程

随着人工智能领域的持续创新变革，人工智能逐渐成为推动社会经济发展的重要动力之一，与人类社会的各个领域融合不断加深，在促进技术融合创新、提高社会生产效率和推进社会发展等方面发挥着越来越重要的作用。虽然人工智能与健康医疗的融合应用仍在早期阶段，但是人工智能在健康医疗领域的作用已经逐渐得以展现，新的应用方式和新业态不断涌现，也越来越受到业界各方的认可，成为提高医疗质量、降低医疗成本、解决医疗资源紧缺的重要手段和途径之一。人工智能在医学影像、辅助诊疗、健康管理、药物挖掘与研发等健康医疗细分领域的应用逐渐深化，应用场景非常丰富，而新冠疫情的暴发，进一步推动和加速了人工智能医疗的应用落地和发展，人工智能医学影像则是其中重要板块。除了人工智能技术变革和新冠疫情的推动外，国家政府部门根据人工智能医疗行业的发展需要，也持续推动相关政策的制定和发布，为我国人工智能医学影像和人工智能医疗行业整体的发展创造了良好的政策环境。2021 年 7 月，国家药监局在官网上发布了《国家药监局关于发布人工智能医用软件产品分类界定指导原则的通告》（2021 年第 47 号），提出为进一步加强人工智能医用软件类产品监督管理，推动产业高质量发展，国家药监局组织制定并正式发布《人工智能医用软件产品分类界定指导原则》，规范了人工智能医疗相关产品获得 NMPA 注册三类证的管理，打破人工智能医疗行业商业化僵局，为人工智能医疗产品进入医院的收费目录铺平道路，打通商业闭环，为人工智能医学影像的商业化落地创造了有利条件。

3.3.2　人工智能医学影像的发展情况

（1）人工智能医学影像的市场空间逐渐打开，但规模化还需要一个长期的过程。现阶段，人工智能医学影像已经能够从医院的应用中创造一定的营收。2020 年人工智能医学影像在医院的市场规模为 3.12 亿元。我国医院的人工智能医学影像等人工智能和医学健康的融合应用越来越广泛，医院的智能化水平越来越高，在这轮新冠疫情的影响下，人工智能系统在我国医院的渗透率不断提升，尤其是综合实力较强的三级医院，渗透率已达约15%。随着业界对人工智能医学相关产品的熟悉和认可，以及付费率的提高打通商业闭环，商业化应用将更加成熟，市场规模也将进一步扩大。

（2）人工智能医学影像产品陆续获批医疗器械注册三类证，能够向患者收费并实现商业闭环。随着我国人工医疗行业的不断探索，政府部门陆续制定和发布一系列相关政策推动和规范行业的进一步发展，我国人工智能医疗产品的政策环境持续优化，2002 年 1 月，科亚医疗冠脉血流储备分数计算软件——深脉分数®成功取得了我国人工智能医疗产品的第一张 NMPA 注册三类证，开启了我国人工智能医疗产品获批 NMPA 注册三类证的大门，颅内肿瘤 MR 影像辅助诊断软件、肺结节 CT 影像辅助检测软件和 CT 骨折智能分析系统等一系列人工智能医疗产品相继获得 NMPA 注册三类证。

（3）人工智能医学影像产品更易在医院端实现收费，主要在三级医院取得落地应用。现阶段，由于我国三级医院的医学影像信息化系统建设和使用相对比较普及，在医学影像上具备较为良好的信息化基础，使得我国人工智能医学影像企业主要瞄准三级医院的市场，推广及销售其人工智能医学影像产品。《中国医学影像 AI 白皮书》指出三级医院和二级医院的医师仍基本停留在仅知道人工智能医学影像的阶段，大部分医师没有使用过相关的产品，但三级医院中有20% 医师使用过人工智能医学影像相关的产品，高出二级医院12%。

（4）人工智能医学影像企业在医院端的销售主要来自医疗器械厂商的渠道。现阶段，人工智能医学影像企业的营收中，来自医学影像设备厂商的医院渠道约占 70%，通过代理商渠道所创造的营收约占 20%，通过企业自有的销售团队所创造的营收约占 10%。由于人工智能医学影像前期在研发上需要较多的投入，持续优化和打磨产品，并进行验证，另外政策层面的监管也使得行业空间打开较晚，商业化进程较慢，在市场逐渐打开的早期阶段，充分利用现有医学影像设备厂商和代理商的渠道资源快速实现销售、快速占领市场，成为人工智能医学影像企业的主要选择。人工智能医学影像企业的主要商业化模式如图 3-13 所示。

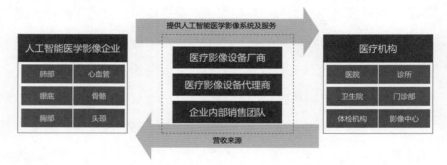

图 3-13　人工智能医学影像企业的商业化模式

（5）人工智能医学影像行业的投融资逐渐进入后期阶段。2019年，人工智能医学影像企业通过提高基础数据质量、优化完善模型算法等方式，不断打磨和改进产品，通过临床影像辅助诊断上的出色表现，逐渐获得医院、医师等业界各方的认可，行业格局逐渐打开。此外，人工智能医学影像行业经过一段时间的发展，在竞争中没有被淘汰的企业逐步发展成熟，2020 年开始，人工智能医学影像企业的融资进程加快并且进入 B 轮以后融资阶段的企业比例明显增大。2021 年，科亚医疗、推想科技、鹰瞳 Airdoc 等人工智能医学影像企业启动公司上市的进程。其中，科亚医疗于 2021 年 3 月 17 日向港交所提交招股书，但港交所最新信息显示其上市状态已变更为"失效"，上市之路暂时搁浅；推想科技于 2021 年 8 月向港交所递交上市申请；鹰瞳 Airdoc 于 2021 年 6 月向港交所递交招股说明书，并于 2021 年 11 月 5 日在香港联交所成功上市，成为"医疗 AI 第一股"。另外，依图科技在经过 8 个月的努力冲刺科创板上市后，于 2021 年 7 月 2 日主动申请撤回科创板上市申请。

3.3.3 人工智能医学影像典型应用案例

我国人工智能医学影像经过一段时间的发展，已经逐步出现了科亚医疗、推想科技、鹰瞳 Airdoc 等一批代表性的人工智能医学影像企业，在临床影像诊断上发挥了有效的辅助作用，提升了医疗机构医务人员的医疗服务效率和水平。现阶段，我国人工智能医学影像的产品中，肺部、心血管、眼底等人体部位相关产品的应用相对较好，商业化进程也较为领先，其中肺部人工智能医学影像产品的商业化最好，心血管相关的人工智能医学影像产品的市场增速开始提高。人工智能医学影像产品及主要三类证获证情况（截至 2021 年 12 月）如表 3-2 所示。

表 3-2　人工智能医学影像产品及主要三类证获证情况（截至 2021 年 12 月）

产品类型	产品名称	生产企业	获证年份
肺部	肺结节 CT 影像辅助检测软件	深睿科技	2020 年
		推想科技	2020 年
		联影医疗	2021 年
		体素科技	2021 年
	肺炎 CT 影像辅助分诊与评估软件	深睿科技	2021 年
		推想科技	2021 年
		腾讯医疗健康	2021 年
		联影医疗	2021 年
		安德医智	2021 年

续表

产品类型	产品名称	生产企业	获证年份
心血管	冠脉 CT 造影图像血管狭窄辅助分诊软件	语坤科技（数坤科技）	2020 年
	冠状动脉血流储备分数计算软件	科亚医疗	2020 年
	冠状动脉血流储备分数计算软件	心世纪医疗	2021 年
	冠状动脉 CT 血流储备分数计算软件	睿心医疗	2021 年
		冠生云医疗	2021 年
眼底	糖尿病视网膜病变眼底图像辅助诊断软件	鹰瞳科技	2020 年
		硅基智能	2020 年
		致远慧图	2021 年
骨骼	骨折 CT 影像辅助检测软件	联影医疗	2020 年
	儿童手部 X 线影像骨龄辅助评估软件	依图技术	2021 年
	骨折 X 线图像辅助检测软件	慧影医疗	2021 年
头颈	颅内肿瘤磁共振影像辅助诊断软件	安德医智	2020 年

3.3.4 人工智能医学影像的发展建议

（1）加快人工智能医学影像产品的审批，加速其商业化落地进程。随着国家药监局组织制定并正式发布《人工智能医用软件产品分类界定指导原则》，规范了人工智能医疗相关产品获得 NMPA 注册三类证的管理，在政策层面为人工智能医学影像产品的审批获证、商业化落地扫清了障碍，未来需要遵循《人工智能医用软件产品分类界定指导原则》《医疗器械分类目录》等文件的要求，加快我国人工智能医学影像产品的审批，打通人工智能医学影像产品的商业闭环，为人工智能医学影像企业打开创收的大门，加速行业的良性快速发展。

（2）提升人工智能医学影像产品的降本增效能力，促进患者付费和纳入医保。由于人工智能医学影像产品申请 NMPA 注册三类证的大门刚刚打开，大部分人工智能医学影像企业正在从以研发为主的阶段逐渐向商业化阶段迈进，商业化应用还处于早期阶段，目前还难以满足国家医保局 2021 年对申报产品经济性、有效性、安全性、创新性和公平性等方面的要求。因此，需要充分发挥人工智能在医学影像诊断上的技术优势，通过技术创新、规模化应用等途径不断降低人工智能医学影像的成本，提升患者对人工智能医学影像产品的付费意愿，同时促进人工智能医学影像产品纳入医保。

（3）加强人工智能医学影像产品在基层的应用，提升基层健康医疗服务的能力。我国幅员辽阔、人口较多，凸显了我国医疗资源紧缺、区域医疗资源分配不均而导致的一系列问题，基层、偏远地区的医疗卫生人员水平偏低，而综合实力强的大医院需要超负荷承载大量的医疗需求，如何更好地利用有限的高质量医疗资源满足全国人民日益增长的医疗需求和提高医疗的质量，是我国医疗卫生体系建设的重要命题，人工智能医学影像产品能够有效辅助医师开展临床影像相关的诊断，是提升我国基层医疗卫生人员的医疗服务水平和质量的有效手段之一。此外，我国基层的医疗机构数量较多，拥有广阔的市场空间，通过人工智能医学影像产品在基层的应用，不仅能够有效提升我国基层的医疗服务能力，而且能够为人工智能医学影像企业创造更多的营收。

3.4
手术机器人带来精准医疗新术式

3.4.1　手术机器人的定义

随着精准医学和智慧医疗不断向前演进，应用手术机器人进行治疗成为临床医疗的创新热点，如表 3–3 所示。手术机器人是集多项临床医学知识和现代智能科技于一体的新型医疗器械，用于辅助临床医师进行术中影像引导下的手术，为患者提供更精准的手术方案，以期达到显著提升手术精度、提高手术效率、减少患者伤害等效果。

表 3–3　手术机器人应用成为发展趋势

类型		输入	处理	输出
第一代	传统手术	肉眼	人脑 （术者经验）	双手
第二代	微创手术	光学视觉 （进入人体深部的光学视器）	人脑 （术者经验）	延伸的双手 （人工操纵的"机械臂"）
第三代	智能化机器人手术	影像系统 （从术前影像融合到实时影像设备导引）	延伸的人脑 （术者经验＋人工智能）	智能化机械臂

智能化手术机器人由微创手术及相关底层技术发展而来，采用包括大数据、人工智能和现代通信技术的高端智能医疗设备的代表，通常由机械系统、控制系统、智能规划系统、导航系统和通信系统等多个功能模块共同组成。在临床使用中，手术机器人能够进行微

创手术，消除传统手术切口较大及其对患者的不利影响，进而达到减少患者痛苦，加快术后恢复，减小瘢痕等目的。同时，手术机器人能够排除医师手部震颤的影响，从而降低手术风险。此外，对于精度要求较高的骨科、神经外科、穿刺介入、血管介入等外科手术，手术机器人还具有手术规划、定位和手术执行等功能，能够大幅减少术中医师和患者的辐射伤害风险和感染风险。我国手术机器人属国家规定的乙类大型医用器械，需申请获得国家第三类医疗器械许可证后才能上市使用。目前手术机器人主要由外科医师进行操作和操控，机器人根据指令进行操作辅助手术过程。

根据应用手术类型，手术机器人可分为腔镜手术机器人、骨科手术机器人、经皮穿刺手术机器人、血管介入手术机器人、神经外科手术机器人、经自然腔道手术机器人等（图3-14），覆盖领域包括泌尿外科、妇科、骨科、胸外科、肝胆外科、心脏外科、神经外科、消化外科等多个临床科室。

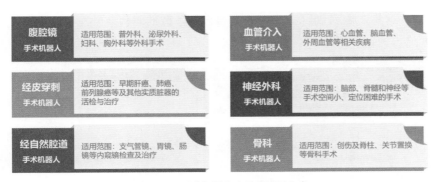

图3-14 手术机器人产品概述及分类

3.4.2 手术机器人发展历史和行业现状

1. 手术机器人发展历史

手术机器人发展时间轴如图3-15所示，全球首台机器人辅助外科手术出现于 1985 年的美国，由工业机械臂完成，标志着手术机器人进入发展初期。全球首台医疗手术机器人 Robodoc 诞生于 1992 年；2000 年，直觉外科（Intuitive Surgical）所开发的达·芬奇手术系统获 FDA 批准上市，至今已经过几代升级。我国手术机器人研究起步于 20 世纪 90 年代，1997 年我国完成了首台机器人辅助外科手术。2010 年，天智航骨科手术机器人通过 CFDA 审批，成为我国首款获批上市的外科手术机器人。近年来，我国手术机器人发展进入高速期，多种类、多科室的手术机器人先后进入市场，手术机器人领域的创新研究项目与创业企业数量也逐年增加。截至 2021 年 11 月，我国共 9 家企业超过 15 类手术机器人产品通过国家药品监督管理局第三类医疗器械管理认证，其诊疗范围涵盖了肝胆外科、泌尿外科、妇科、骨科、神经外科、心胸外科、普外科等多个科室，所应用的疾病种类也正稳步提高。以肝胆外科为例，在 2002 年，Giulianotti 通过达·芬奇手术系统完成了第 1 例机器人辅助肝脏切除术，这标志着微创肝脏手术的发展进入了微创时代。

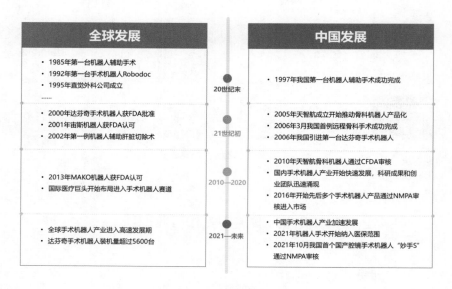

图 3-15　手术机器人发展时间轴

2. 手术机器人行业现状

根据弗若斯特沙利文的数据，2020 年全球手术机器人市场为 83.2 亿美元，其中中国市场规模约为 4.3 亿美元，并预计将以 35.7% 的复合年增长率高速增长，于 2025 年达到 30 亿美元。2020 年我国共有机器人辅助手术约 7 万例，主要集中在腔镜手术及经皮穿刺手术中，其手术渗透率分别为 0.51% 和 1.36%，机器人手术仍具有较大的潜在可渗透手术数量。目前我国腔镜手术机器人和导航定位手术机器人的发展较为成熟，相关核心技术包括：远程实时通信、清晰快速的放射影像设备、智能图像重建与识别、人工智能及大数据辅助决策、高精度光与电磁定位、柔性机械臂、多自由度机器人控制、真实的力感知和力反馈等技术，其中多项技术已有突破且已成熟运用在手术机器人产品中。

3. 手术机器人发展政策支持

近年来，我国大力扶持医疗机器人产业创新。《"健康中国 2030"规划纲要》提出，未来十五年我国将加强高端医疗器械创新能力建设。2015 年起，国务院先后印发《中国制造 2025》《"十四五"规划及 2035 年远景规划》等文件，专门提出重点发展医用机器人等高性能诊疗设备，鼓励国产医疗器械创新，全面提高医疗器械水平，要突破腔镜手术机器人核心技术，关键零件自主可控。科技部发布的国家重点研发计划"智能机器人"重点专项计划强调要攻克智能护理、卒中康复、微创手术、导航穿刺等医疗机器人系统关键技术。在重点关注手术机器人的研发以外，国家还针对手术机器人开放了创新医疗器械特别审批申请，以加速手术机器人从研究到产业化的转型。此外，国家对手术机器人的市场化进行了政策支持。2018 年起腔镜手术机器人等常用大型医疗设备降为乙类，配置政策由国家卫健委管理分派至各省级卫健委配置管理。北京、上海等地区开始将机器人手术纳入医保范围，进一步打开了手术机器人市场，促进手术机器人企业转型。

3.4.3　国内已获三类证手术机器人案例

1. 天智航"天玑"骨科手术机器人

北京天智航医疗科技股份有限公司，是我国首家通过手术机器人注册许可申请的国内公司。天智航的骨科手术机器人填补了国产手术机器人市场的空白，其技术在骨科机器人技术领域处于国际领先水平。天智航的主要产品"天玑"骨科手术机器人领先全球创伤及脊柱骨科机器人领域，覆盖了骨盆骨折等创伤手术及脊柱外科手术，支持多种模型医学影像的配准，手术精度达亚毫米级。

"天玑"骨科手术机器人由三部分组成，分别为光学跟踪导航系统、机械臂主机和主控台车。机器人手术通过影像设备扫描患者骨折部位获取医学影像，医师在主控台上完成手术规划，规划后由机械臂主机进行精准定位，由医师进行外科手术操作。在手术过程中，由光学跟踪导航系统对器械位置进行定位导航，并对误差进行自动跟踪调整。通过"天玑"骨科手术机器人进行手术能够有效地提高手术效率并降低术中辐射。

2. 山东威高"妙手 S"腔镜手术机器人

腔镜手术机器人是当今全球应用范围最广、接受程度最高的类别。在腔镜手术机器人领域，直觉外科（intuitive surgical）的达·芬奇手术机器人更是以七成以上的市场占有率占据垄断地位。2021 年10 月 27 日，山东威高手术机器人有限公司的"妙手"腹腔内窥镜手术机器人正式通过国家药品监督管理局审查，成为我国首个获批上市的腔镜手术机器人。"妙手"腔镜手术机器人的出现标志着国产腔镜手术机器人冲破了垄断。"妙手"手术机器人由术中成像系统、外科医师控制台、床旁机械臂三部分组成，同时，"妙手"手术机器人也支持 5G 通信远程手术。全球首例 5G 超远程手术就由威高的"妙手"手术机器人完成。

3. 磁共振兼容穿刺手术机器人

由清华大学和北京清华长庚医院联合开发的磁共振引导智能手术机器人，在全球范围内率先实现了手术机器人在高场强磁共振腔体对胸腹部位的精准穿刺。该产品兼具磁共振影像下软组织高分辨率、多维度成像和磁兼容机械臂高精度的优势，可用于直径小于 3 cm 的小型肝癌消融治疗，解决消融治疗过程中病灶识别、组织漂移和即刻评估等主要问题。产品由主机及拱架、主控台车及导航定位软件共同构成，配备多自由度机械臂，可在高场强磁共振腔体内操作，通过术前智能规划、术中实时引导、术后即刻评估等功能实现精准穿刺，体现了精准外科的可视化、可控化、可量化特点。

3.4.4 手术机器人的发展趋势

（1）行业规范和标准不断完善。国内、外均未形成针对智能机器人的法律体系。目前，我国手术机器人产品包括算法类产品主要通过申请三类医疗器械注册证的方式进行注册审批，医疗机器人产品涉及多行业多领域融合，根据不同的手术机器人种类，手术机器人需要通过医用电气类检验标准、医疗器械检验标准等多项审批，以保证手术机器人的安全性和适用性。2021 年，我国出台了第一个手术机器人国家标准《YY/T 1712—2021 采用机器人技术的辅助手术设备和辅助手术系统》，于 2021 年 10 月 1 日开始生效，标准规定了采用机器人技术的辅助手术设备和辅助手术系统的术语和定义、要求及实验方法。随着国内手术机器人产品的不断出现，针对手术机器人产品的指导规范和国家标准等检测审批体系将日益完善。

（2）顶尖高校领头技术发展，临床需求促进医工结合。顶尖高校科研项目是手术机器人技术源头。由高校或科研院所领头产出技术方案，形成科研成果后再通过孵化企业进行产品的合规设计、产出及审查注册，将产品孵化推向市场，或企业基于目前已有产品或行业经验，选择高校或科研院所进行技术研究合作与产品升级迭代等产学研协同方式，是我国目前手术机器人行业成果孵化的主要发展模式。企业与高校、科研院所进行紧密的交流合作，带动了市场资源整合程度，促进手术机器人创新成果转化过程，为手术机器人提供了良好的生态环境。配合技术研究的是临床需求，临床需求是医工融合发展的重要推动力。手术机器人是用于解决临床痛点的创新型医疗器械，功能在于更好、更快、更安全地辅助医师解决临床问题。因此，医学与工学的交流合作在手术机器人的研究过程中至关重要。与医院和临床医师的交流能够帮助手术机器人团队更清晰地了解临床痛点，从而完善手术机器人产品功能的构建，使其更能符合临床需求。

（3）大力融合发展"数智化"外科与远程医疗。伴随人工智能技术的不断完善，"数智化"外科的概念逐渐清晰。向数字化、智能化、自动化的方向发展，是未来外科发展的必然趋势，而智能手术机器人是"数智化"外科中必不可少的一环。将手术过程数字化，将其转换为可被计算机学习的规范化模板，是手术机器人走向智能化的基础。通过人工智能算法的学习，结合医学影像与软硬件系统的发展，形成实时性更强、操作更加精准的手术机器人，是手术机器人成为外科医师的重要助手及外科手术"执行者"的必要条件。

随着互联网络与通信技术的高速发展，无论医师身在何处，都能参与任何地方手术的"外科技术共享"理念也随之出现。5G 技术的出现，使远程手术最大的挑战——术中影像传输延迟和手术操作的延迟成为历史。以计算机技术、遥感、遥测、遥控技术为依托，5G 通信技术为支撑，远距离、移动状态下的远程手术成为可能。远程手术技术依托于机器人手术技术，能够充分发挥地区医疗中心的医疗优势，为偏远地区的患者提供更加高效的诊疗措施，帮助医疗资源下沉，有利于解决现阶段医疗资源紧缺的问题。

3.5
智慧医院管理效率与
服务质量全面革新

3.5.1　智慧医院管理基本定义

医院管理是遵循国家相关医疗领域管理政策，以医院作为一个法人组织和经济实体单元，组织人员、资金、物资药品、设备、场地空间等卫生资源，为方便患者就医，保障医疗质量安全和维护患者权益，保障医疗服务过程的有序高效，保障医院持续发展能力，从资源投入视角和提升学科建设能力视角，以卫生资源管理、医院综合事项管理、合理资源配置管理为主要内容，而引用现代经济学和管理学的理论方法，对医院的医疗服务过程而采取的运营管控行为和措施。其包括财务管理、物资设备管理、人力资源管理、项目管理（科研、教学、其他）、预算、绩效、成本、内控、运营分析决策等方面内容。

　　智慧医院管理，是以现代信息技术、大数据技术、互联网技术、物联网技术、移动应用技术、人工智能技术等为载体，将现代医院管理的理论与方法和管理人员的管理经验和智慧，融入医院管理信息系统中，从而构建新一代医院管理体系。其包括制度建设、信息系统、数据治理、流程治理、战略目标等方面内容，如图 3-16 所示。全面延展医院各个职能管理部门的管理方法手段、技术手段实现辅助管理，提升职能部门工作人员管理能力和效率。通过加强记忆存储、提升认知能力、辅助思维分析、实现过程控制等方式，实现医院的管理目标，进行过程管控，从而有效规避风险，辅助医院管理人员保障持续可优化运营。智慧管理是三位一体智慧医院的一个重要组成部分，具备对医院运营进行顶层设计，全局管控的特征。

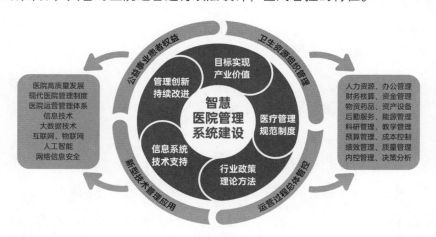

图 3-16　智慧医院管理系统建设

　　医院作为国家民生事业的基本组成部分，关系到国民身体健康的重要问题，是建设健康中国的主力军。从国家层面颁布了推动公立医院高质量发展的相关文件：《国务院办公厅关于推动公立医院高质量发展的意见》（国办发〔2021〕18 号）、《公立医院高质量发展促进行动（2021—2025 年）》（国卫医发〔2021〕27 号）。

文件中明确强调了加强公立医院主体地位，坚持政府主导、公立医院主导，坚持医防融合、平急结合、中西医并重，建立健全现代医院管理制度……体现了国家对医院管理的要求。以人民健康为中心、公益性主导、提供优质高效医疗卫生服务……也代表人民体现了对医疗效率和服务的期待。

站在智慧医院管理角度，从以下方面体现国家与人民期待下的效率与服务革新。

（1）医保和财政部门实现国家的合理投入，在三医联动卫生体制改革过程中，加大医保范围、DRG 付费制度改革、取消药品耗材加成等措施，改变了政府对医院和患者的投入方式。

（2）建立健全现代医院管理制度，在新的运营模式下，保障医院持久稳定发展。

（3）提升医院医护人员、管理人员、服务人员等医疗核心资源的工作安全感、幸福感、成就感，是保持医疗卫生事业长久发展的重要基础。

（4）提升人民对健康需求的安全感、体验感，是效率和服务革新的重要内容。通过医院学科能力建设与质量管控，让人民看得好病；通过诊疗能力和有效成本控制，让人民看得起病；通过平衡医疗资源供给和优化就医流程，提升人民的就医效率与体验感。

3.5.2　智慧医院管理发展情况

2008 年 11 月，IBM 提出了"智慧地球"概念，指把新一代的 IT、互联网技术充分运用到各行各业。2010 年开始，国内相关单位和管理部门开始探讨"智慧医院"的概念和内容。2021 年 3 月，国家卫生健康委办公厅发布《医院智慧管理分级评估标准体系（试行）》

文件，明确提出了对医院智慧管理的要求。

以评促建，是国家促进公立医院高质量发展，落实智慧医院建设的重要行动。智慧医院的范围主要包括三大领域：第一领域，面向医务人员的"智慧医疗"；第二领域，面向患者的"智慧服务"；第三领域，面向医院管理的"智慧管理"。医院智慧管理是"三位一体"智慧医院建设的重要组成部分。《国家卫生健康委办公厅关于印发医院智慧管理分级评估标准体系（试行）的通知》（国卫办医函〔2021〕86 号），针对医院管理的核心内容，从智慧管理的功能和效果两方面进行评估，按照信息系统的建设情况、实现业务联动情况、提供决策支持情况，将医院智慧管理评估结果分为 0 ~ 5 级。

2021 年，国家卫健委统计信息中心发布了主题为《全民健康信息化调查报告——区域卫生信息化与医院信息化》的调查报告。按照功能模块统计在医院运营管理方面的建设情况，在三级医院开通率在 50% ~ 60%，二级医院开通率在 30% ~ 40%，其中预算、绩效、医废等管理开通率更低。按照接入集成平台，体现业务联动方面的统计，运营管理方面系统三级医院接入率在 20% ~ 30%，二级医院更低。

从数据统计分析来看，管理方面系统建设明显滞后于医疗管理和服务管理方面的系统建设，并且按照东部、中部、西部地区范围呈递减趋势，存在着明显的建设不平衡现象。按照智慧医院管理的评审要求，涉及智能决策、科研管理、教学管理等更深入应用层面，尚未列入本年统计范畴之内。

如图 3-17 所示，按照行业内我国医院运营管理信息化建设的 3 个阶段划分。

目前，相当一部分医院处于基础管理阶段和流程管理阶段，距离实现战略化管理的更高阶段还有一定的构建空间，还存在物资设

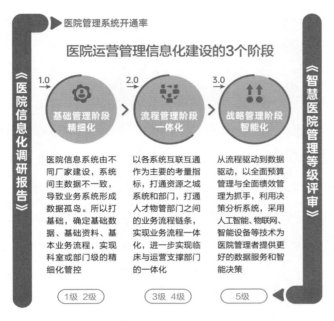

图 3-17　医院运营管理信息化建设的 3 个阶段

备管理不科学、财务管理不规范、效率效益难以考评、人才绩效激励政策不科学、内控管理不到位等问题。智慧医院管理发展过程中，亟待解决管理与临床脱节的问题，管理决策靠经验而缺乏全流程的数据支撑的问题。遵从国家近些年出台系列建立健全现代医院管理制度、加强医院运营管理的相关一系列政策文件，推动医院加强运营管理的建设，以 HRP 为抓手，基于一体化的运营管理理念，打通业财一体化，做到物资、人力、预算合同、报销财务、科研财务、资产财务的一体化，实现医院的精细化智慧医院管理，作为一项医院管理革新工作，成为医院高质量发展的一项重要内容。

3.5.3　智慧医院管理典型应用案例

清华大学附属北京清华长庚医院是由清华大学与北京市共建共管的大型综合性公立医院，医院高度重视人工智能、信息化等智慧健康医疗建设工作，着力打造现代健康医疗服务体系。为缓解医疗资源紧缺压力，推动医疗信息充分共享，提升医疗服务水平，医院通过提升信息化水平和能力，建设智慧医院；通过提升临床治疗和诊断水平，实现精准医疗；通过流程优化、成本管控、科学管理，提升管理效率；通过现代化技术手段提升医师看诊和病患就医体验；通过"互联网＋医疗"、医联体建设，实现医疗服务延伸。

在智慧管理规划方面，医院基于"统一管理""业务联动"的设计理念，规划建成了一套统一高效、信息共享的"一体化"系统，而非单个孤立业务系统的罗列和拼凑，如图3-18所示。医院智慧管理系统版图建设涵盖财务管理、物流管理、经营管理、后勤保障、医政管理、职能管理六大业务板块，业务覆盖面涉及医院全部职能领域。基于财务业务一体化的思路，医院还自主设计智慧化财务业务模型，实现财务数据的自动记账和稽核，准确、高效。依托清华大学理工科资源优势和医工结合特色，清华长庚医院正在开启智慧医院建设"加速度"。

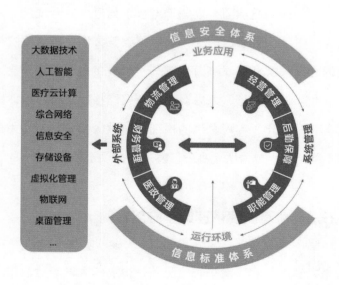

图3-18　清华长庚医院智慧医院信息化架构

3.5.4　智慧医院管理的发展趋势

通过对国家医药卫生体制改革和国家医疗行业政策制度的深入分析，通过对现代技术的研究探索，现代新兴技术作为人类管理能力和操作能力的延伸，以技术重塑管理已经成为智慧医院管理的核心内容。实现智慧医院管理可参考以下发展建议。

（1）孪生数据驱动智能战略转型。利用孪生医院运营数据，可视化展现实体或抽象的医院运营状态。通过数据治理改善数据的获取、使用、存储、应用分析等环节工作，发挥数据的应用价值，是智慧管理的工作基础，也是驱动医院智能化战略转型的先决条件。理顺数据关系，建立运营数据中心，运用大数据技术，使医院管理从计划经济时代向资源配置时代转型，推动医院管理迈入智能化战略管理阶段，如图 3-19 所示。

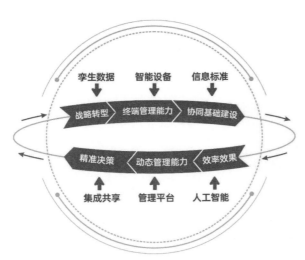

图 3-19　孪生数据驱动智能战略转型

（2）智能设备延伸终端管理能力。引入现代传感设备、身份识别 RFID 设备设施、移动平台技术、指纹识别、人脸识别、影像扫描识别等现代物联网设备设施，数字连接物品、人员、系统等管理体系中的不同对象，直接获取设备工作状态、实现原始信息采集、身份识别、权限控制等功能，丰富数据采集的便利性，提高工作效率和准确度。智能药柜、智能耗材柜、运送机器人等智能设备引入，替代传统人工体力劳动，改善医院人员工作结构，发挥管理职能和价值。

（3）标准奠定协同工作基础。制定统一的信息和数据标准，对财务科目、收入项目、DRG 分组、物资分类、资产分类、资产档案、人员分类、人员档案、核算期间、预算编码等内容进行统一管理，同步管理。管理数据单元的统一，是保证管理过程数据准确的工作基础。

（4）集成共享提升效率效果。集成智慧医院管理系统、智慧医疗系统、智慧服务系统，连接智能设备、通过互联网连接协作单位、管理人员、医护人员、患者等角色，实现全方位促进医疗工作协同和信息互联互通。通过移动互联网平台实现财务共享、人员多点执业、服务共享，智慧医院的在线化、移动化将在智慧医院管理中发挥巨大作用，缩短管理流程，提高管理效率，帮助大家逃离繁重的事务性工作，聚焦医院管理水平的高质量发展。

（5）管理平台加强动态管理能力。建立智慧医院管理信息平台，一方面实现系统集成，打通医疗服务的各个业务环节，促进工作协同；另一方面系统具备可配置性，满足不同发展阶段不同层级的管理深度需求，支持医院管理循序渐进地改善和调整，实现动态优化能力。

（6）AI 赋能精准决策。随着 5G、AI、大数据等智能技术在智慧医院管理领域的应用，为管理者制定管理决策提供全流程的数据支持和分析，为管理决策的制定和调整精准赋能。

3.6
智慧专科互联网医院择优发展

3.6.1　智慧专科互联网医院的基本概念

我国作为人口大国，随着老龄化趋势的加剧，由于医疗资源紧缺导致的医疗压力不断增加，加上我国幅员辽阔、区域发展不平衡，更加凸显了我国医疗资源分配不均衡而导致的看病难问题。为解决我国医疗难题、提升全国的健康医疗服务能力，实现"健康中国"的发展战略目标，国家政府部门持续制定和发布了一系列政策推动我国健康医疗行业的发展，在这个过程中，智慧互联网医院也经历了从萌芽、探索、推广等阶段，逐渐取得了快速的发展，从新兴医疗服务模式逐渐成为各大医院的标准配置，为我国健康医疗系统的改革和创新开辟了一条新的途径，在"健康中国"的建设过程中发挥着重要的作用。

随着信息化、智能化、互联网等基础设施的快速发展和不断成熟，各类高新技术与健康医疗行业的融合应用不断深化，促进了健康医疗领域各类新模式、新业态的蓬勃发展，而互联网与健康医疗融合形成的互联网医疗则是众多创新发展模式中的典型代表。互联网医疗医院按照国家规定的互联网规定和标准，为患者提供部分常见病、慢性病复诊和家庭医师的签约服务等健康医疗服务，实现挂号、诊断、处方、支付、配药、随访等医疗诊断环节的线上化和移动化，如图3–20所示。

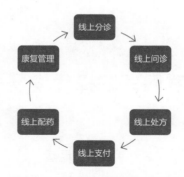

图 3-20　互联网医院就医基本流程

智慧专科互联网医院则是围绕儿科、肿瘤科、心血管科等领域的特定科室，为患者提供便捷的一站式专病垂直互联网医疗服务，是互联网对医疗资源的进一步整合，是智慧互联网医院在特定科室的垂直深耕。有别于综合性互联网医院，智慧专科互联网医院不追求在医疗服务科室上的大而全，而是强调在专科领域的垂直覆盖和深耕。智慧专科互联网医院有利于开发更有针对性的专科诊疗功能，能够充分利用专科优势将诊疗服务延续到诊后，为患者提供更好的慢性病管理服务，同时，集中于垂直专科领域的大数据有利于产业资源的整合，促进资源精准流动，提高协作效率，减少资源浪费。

3.6.2　智慧专科互联网医院的发展情况

1．互联网医院政策的历史沿革

随着互联网医疗在我国的萌芽，基于国家发展的宏观战略目标，在深入调研的基础上，政府相关部门陆续制定出台了一系列的政策，以促进和规范我国互联网医疗行业的发展。2015 年，国务院先后发布了 2 项关键的医疗改革政策文件：《关于积极推进"互联网 +"行动的指导意见》与《关于推进分级诊疗制度建设的指导意见》，以针对性解决我国医疗资源紧缺、医疗资源分布不均等问题，鼓励医疗机构和企业积极探索互联网与预约诊疗、电子处方、药品配送等领域的融合应用，我国互联网医疗正式进入政策推动发展期。2018 年，国家卫健委制定发布《互联网诊疗管理办法（试行）》《互联网医院管理办法（试行）》《远程医疗服务管理规范（试行）》等文件，进一步规范互联网诊疗行为，预示着我国互联网医疗在经过快速发展后，逐渐进入政策规范发展期。2020 年，随着国家发展改革委、中央网信办印发《关于推进"上云用数赋智"行动培育新经济发展实施方案》等政策文件，标志着经过一段时间的探索发展，我国互联网医疗行业逐渐规范、模式逐步成熟，在全国范围内推动互联网医疗的发展，推广互联网 + 健康医疗的融合应用，开启政策加速发展期。

2. 我国互联网医院的发展历程

在我国互联网医疗发展的早期阶段，互联网医疗行业的快速萌芽发展与互联网医疗相关政策的陆续出台，逐步开启了我国互联网医院建设和发展的舞台，一批互联网医院得以正式组建成立。2015 年，随着我国互联网医疗模式的持续探索与互联网医疗关键政策发布，为我国互联网医院的发展奠定了良好基础，由微医在浙江省嘉兴市桐乡市乌镇正式设立我国首家互联网医院——乌镇互联网医院（桐乡）有限公司，开启了我国互联网医院发展的新篇章。2016 年，"好大夫在线"与宁夏回族自治区银川市正式签约，合作共建银川智慧互联网医院，推动我国互联网医院进入快速发展的轨道，微医、丁香园、春雨医师等一批企业陆续进驻银川智慧互联网医院基地设立互联网医院，我国互联网医院在全国范围内也开始快速发展。

3. 我国互联网医院的发展模式

在我国互联网医院设立过程中，根据我国国情，逐步形成我国特色的互联网医院发展模式，不断发展成熟和逐步优化。从我国互联网医院的设立模式上看，主要可以通过以下3种途径设立互联网医院：

（1）原有的实体医疗机构自建互联网医疗平台，设立具备开展互联网医疗业务资质的线上互联网医院；

（2）由政府部门主导、联合各级医院搭建互联网医疗平台，设立互联网医院共享开展的互联网医疗服务；

（3）由企业按照互联网医院的申请程序，申请成立资质完备的互联网医院。

经过一段时间的建设和探索，未来互联网医院的发展过程中，需要通过发掘自身有竞争力的科室，有侧重地配置足够的医疗资源，在细分的专科领域快速建立竞争壁垒和品牌优势，智慧专科互联网医院则是这一模式的典型代表。

4. 智慧专科互联网医院的经营模式

在众多智慧专科互联网医院的参与者中，参与的主导方主要包含实体医院、互联网平台企业、药品及医疗器械企业三大类型，共同构成和促进了我国智慧专科互联网医院的快速发展，如图3-21所示。线下实体医院是现阶段智慧专科互联网医院最大的主导方，主要分为综合医院和专科医院两种类型；入局智慧专科互联网医院的互联网平台企业主要依托来源广泛的医师资源和平台对患者的引

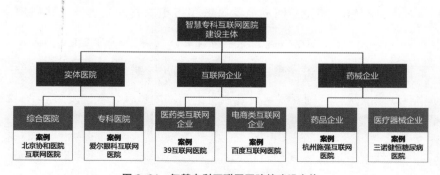

图3-21　智慧专科互联网医院的建设主体

流能力建立优势，主要分为医药类互联网平台企业和电商类互联网平台企业两种类型；药械企业开展智慧专科互联网医院业务大多基于原有药品和器械推广过程中积累的医师资源和自身药械资源。

5. 智慧专科互联网医院的发展现状

现有的智慧专科互联网医院中，75% 属于公立医院，70% 的医院等级为三级，约 60% 的智慧专科互联网医院为三级甲等医院，在医疗服务、技术水平和诊疗效率上都处于领先水平。线下三级甲等公立医院的良好口碑也是智慧专科互联网医院吸引患者的重要基础之一。此外，智慧专科互联网医院在专科领域上的分布存在一定的偏向性，精神心理、儿科和妇科的占比最大，约占我国现有智慧专科互联网医院总数的 40%，其次是眼科、肿瘤科、心血管科、口腔科和皮肤科等专科的智慧专科互联网医院，主要原因是这些专科的疾病种类划分或患病人群范围比较清晰，专科诊疗的需求明确，且这些专科的疾病种类多为慢性病或易复发疾病，对医师的依从性较高，这些特征更便于智慧专科互联网医院提供相关的专科诊疗服务。

3.6.3 智慧专科互联网医院的典型应用案例

1. 爱尔眼科互联网医院

爱尔眼科互联网医院是爱尔眼科集团建立以眼科专科为核心的互联网医院。爱尔眼科集团是具有中国及全球范围医院规模和优质医疗能力的眼科医疗集团，服务覆盖亚洲、欧洲和北美洲，目前在全球范围内开设眼科医院及中心达 720 家。随着中国医疗卫生体制改革的进一步推进，爱尔眼科集团顺应政策和发展趋势，建立爱尔眼科互联网医院，深入诊疗环节、打通线上线下形成新型医疗服务模式，提供专业眼科医疗资源，帮助患者快速找到选定可预约的专家，实现专业眼科医师的在线协作，提供便捷、专业的眼科问诊服务，让患者随时随地可以网上预约专家、挂号和在线问诊。

2. 海南医云互联网医院

海南医云互联网医院是云开亚美旗下的智慧专科互联网医院。浙江云开亚美医药科技股份有限公司成立于 2011 年 11 月，经过一段时间在互联网医疗领域的探索，于 2020 年成立海南医云互联网医院，专注于细分专科疾病领域的互联网医疗业务。目前，云开亚美围绕医患双方核心诉求，深耕髋关节保护保守治疗垂直解决方案，并计划进一步拓展髋关节疾病全病程周期治疗。依托专业医师资源，云开亚美为其患者形成一套垂直服务体系，力求全面覆盖髋关节疾病病情发展全周期，挖掘更多潜在商业价值，而海南医云互联网医院逐渐朝着覆盖骨科、肿瘤科、神经科、风湿科等多个专科疾病领域的方向发展。

3.6.4　智慧专科互联网医院的发展趋势

（1）打通医疗服务的关键环节构建闭环服务体系。智慧专科互联网医院围绕优势科室为患者提供一站式的线上专科诊疗服务是其在激烈竞争中获得优势、增加用户黏性、持续维护服务用户的关键。基于智慧专科互联网医院的优势科室，整合专科的医师、药企、保险等资源，通过互联网平台打通执业医师、患者、药企、医疗保险、药品配送等环节，实现智慧专科医疗服务的闭环，为患者提供便捷的线上专科诊疗服务，是智慧专科互联网医院建设的重要基础。

（2）引流获客成为智慧专科互联网医院建设和运营的重要工作。互联网医院有别于传统线下实体医院主要在于其服务辐射范围更广，具备互联网的一些基本特性，通过优势专科医疗资源的整合，智慧专科互联网医院能够吸引更多有相应专科诊疗需求的患者前来就医问诊，不断地扩大规模，这是智慧专科互联网医院的优势，但也会不可避免地带来激烈的行业竞争。因此，如何进行高效精准的营销、增加患者引流和实现患者转化是智慧专科互联网医院建设和运营过程中需要重点思考的课题，除不断提升自身的医疗服务质量之外，通过输出由文字、图片、视频等构成的高质量内容，开展有力的内容营销，也是智慧专科互联网医院打造品牌、扩大影响力和增加患者流量的重要手段之一。

（3）监管依然是智慧专科互联网医院的重要命题。随着我国互联网医疗的持续发展，行业的监管规范是互联网医疗长期健康发展的重要保障。智慧专科互联网医院是依据严格的医疗机构设置程序申请成立、具备医疗机构执业许可证照的互联网医疗机构，国家会根据智慧专科互联网医院的发展情况，制定和发布相关政策推动智慧专科互联网医院的规范化发展，在责任和监管上更加明确和严格。一方面，推动智慧专科互联网医院建立医疗责任的分担机制，更加明确医疗责任主体的划分，是推动我国智慧专科互联网医院建设过程中的重要工作；另一方面，利用智慧专科互联网医院的全程留痕特性，建立卫生健康行政部门的监管端口，通过监管端口，及时收集智慧专科互联网医院的相关数据，对智慧专科互联网医院进行动态监管，确保智慧专科互联网医院依法合规开展互联网医疗服务。

3.7
数字疗法为智慧健康管理提供新手段

3.7.1 数字疗法基本定义

近年来，数字疗法逐渐进入人们视线，成为改善健康的新手段、新选择。数字疗法（digital therapeutics，DTx）是一种基于循证医学，以数字软件为主要形态，为患者提供数字化健康管理、疾病预防、疾病治疗等功能的新型数字化健康解决方案，有别于传统的药物治疗和器械治疗方式。数字疗法以患者为主要服务对象，以信息化技术为支撑，以软件为主要干预手段，对患者施加信息影响、物理影响，如图文推送、视频、声音、光线、磁场等，为传统的药物和器械治疗手段提供有效辅助和支撑，从而改善患者健康。如通过 App 干预患者饮食、用药、运动等，改善糖尿病患者健康水平。作为传统治疗手段的有效辅助工具，数字疗法正在逐步展现其医学潜力。

在健康干预过程中，数字疗法不仅可以单独应用，还可以与软、硬件结合，以及与多种治疗方法联合使用，最大化地提升患者护理结果和健康水平。数字疗法通常需要证明其临床安全性和有效性，具备循证医学证据支持，并通过监管部门（如 FDA、NMPA、CE 等）批准，对特定疾病的预防、治疗和管理过程施加干预，部分类型数字疗法需要医师以处方形式向患者开具才能使用。数字疗法产品概述如图 3-22 所示。

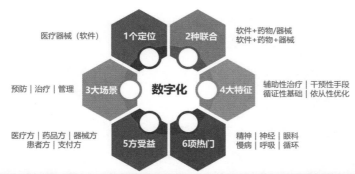

分类 要求	处理某种身体情况	管理或预防疾病	优化药物治疗	治疗疾病与紊乱
第三方机构有效验证 + 监管部门安全声明		★	★	★
有效声明程度		★	★★	★★
要求处方获取				★
可单独使用	★	★		★
辅助并行治疗	间接	直接	直接	直接

图 3-22　数字疗法产品概述

数字疗法具备以下优势与挑战。

1. 数字疗法技术突破传统药物治疗的局限性，通过数字化手段，以应用软件的方式实现疾病的干预和治疗

当前居民生活方式不健康现象普遍，加上工业化、城镇化、人口老龄化进程加快，由此引起的疾病问题日益突出。各类神经和精神疾病发病率逐年增加，心脑血管疾病、癌症、慢性呼吸系统疾病、糖尿病等慢性非传染性疾病导致的死亡人数占总死亡人数的比例不断提高。这些疾病发病人群庞大，仅糖尿病患病人数就达到1.3亿，且治疗率极低，延误治疗可能导致各种并发症和严重疾病，严重威胁国民身体健康，同时也给医疗机构和国家医疗保健支出带来极大压力。相比传统的治疗方式，数字疗法开创性地突破传统药物治疗的局限性，通过数字化手段以应用软件的方式呈现治疗和管理方案，软件可远程使用，简单便捷、交互性好、可个性化定制，有效实现早期或长期的干预治疗和自我管理。

2. 多种关键技术的快速发展促进数字疗法技术落地，显著提升其社会认可度

数字疗法技术涉及人工智能技术、大数据技术、云计算技术、无线传输技术、传感器技术等多种关键技术，近年来技术的快速发展为数字疗法技术从概念提出到实践落地奠定了坚实的技术基础。此外，随着互联网医院、医疗人工智能辅助诊断系统、智能医疗机器人等医疗数字化、智能化产品的不断涌现，特别是疫情防控期间的很多创新型应用取得了很大的成果，数字化医疗产品不断普及使医患群体对数字疗法的接受度也在显著提升。

3. 数字疗法全面应用尚需解决安全风险问题

数字疗法的安全风险包括产品自身的安全风险和用户使用不当带来的安全性风险。数字疗法产品的有效性、不良作用、设备安全性问题需要进一步检验和验证。此外，用户使用不当带来的安全性风险问题的发生往往会带来纠纷，对患者身体造成直接伤害的同时，也对数字疗法的有效性带来质疑。

4. 数字疗法产品的监管评测手段需与时俱进

从监管的角度，政策法规是数字疗法成功应用的先决条件，目前缺乏对数字疗法专门的监管措施和审评认证标准。数字疗法产品需要从国家和地方级的互联网技术、医疗信息化、智慧医疗、慢病管理和电子产品的相关政策中获取指导建议，这会严重制约数字疗法产业的健康快速发展。

3.7.2 数字疗法发展情况

全球数字疗法产业规模正飞速发展，已成为医疗行业备受瞩目的新赛道。据 Grand View Research 数据显示，2020 年全球数字疗法市场规模达到 35 亿美元，预计 2021—2028 年将以 23.1% 的复合年增长率增长，投资市场火热，已完成多轮千万美元规模融资。数字疗法在全球范围内不断发展，美国、德国、韩国、英国、日本等世界多国相继开展数字疗法产品研究和建立标准。知名公司包括针对精神类疾病诊疗的 Pear Therapeutics、Akili Interactive、Orexo、NightWARE 等，针对糖尿病等慢病诊疗的 Livongo、WellDoc 等。此外，国际知名药企也纷纷布局数字疗法，试图寻找新的增长点。国内外数字疗法发展关键节点如图 3-23 所示。

当前，数字疗法的主要企业以美国居多，2017 年美国 FDA 批准了首个处方数字疗法，2020 年新冠肺炎疫情暴发后 FDA 也针对数字疗法发布了紧急审批指南。2017—2021 年近 30 个数字疗法产品获得 FDA 等权威机构批准。在 2021 年，FDA 接连通过多款数字疗法产品，涵盖儿童视觉障碍、纤维肌痛、产后抑郁症、骨关节炎等多种疾病类型，进一步拓展了数字疗法的适用范畴。

相比美国，我国数字疗法产业正处在起步阶段，面临技术、产业、监管等方面的诸多问题，亟须从顶层设计的角度采取一系列措施引导技术和产业进一步发展。近年来，我国大力推进医疗器械创新，先后发布《关于深化审评审批制度改革鼓励药品医疗器械创新的意见》《创新医疗器械特别审查程序》等文件，加快创新医疗器械审批流程。自 2020 年来，NMPA 已通过多款数字疗法产品，标志着数字疗法产品在我国进入加速发展时期。2020 年 11 月通过审批的

A 型血友病（先天性凝血因子Ⅷ缺乏）管理工具 myPKFiT 是我国经 NMPA 审批通过的首个数字疗法进口器械，该产品也是我国首个通过审批的数字疗法三类器械，这进一步激活了国内数字疗法市场活力。全球数字疗法发展的关键节点如图 3-23 所示。

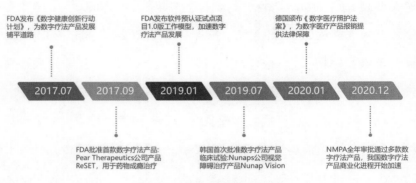

图 3-23　数字疗法发展关键节点

　　我国数字疗法产业将迎来爆发式增长。数字疗法在中国仍然是一片蓝海，创业公司整体数量不多，且大多处在发展初期，与美国的数字疗法产业发展存在较大差距。据统计，截至 2021 年 9 月，我国共有 73 家数字疗法企业，有 17 款产品获得医疗器械注册证。当前，我国数字疗法产品的适应证范围主要集中在部分精神类疾病、神经类疾病、视功能训练和慢性疾病的干预治疗。由于我国患者数量庞大，疾病防治工作面临着巨大挑战，鲜有针对患者的生活行为干预建议，因此，数字疗法有广阔的应用前景，预计在未来 3～5 年将呈现爆发式增长。数字疗法产业发展未来可期，但和传统的治疗方式相比，当前数字疗法仍属于小众领域，特别是在社区及基层医疗机构，不仅是患者对其知之甚少，医师的接受度也相对较低，发展之路依然任重道远。

　　国内数字疗法企业不断涌现，精神健康数字疗法细分领域成为热门赛道。我国数字疗法产品虽然种类繁多，但主要集中于精神健康、慢病管理、眼科疾病三大领域，国内数字医疗公司领域布局占比如图 3-24 所示。对于这些企业而言，海量的临床试验数据积累和坚实的循证医学基础将是产品在激烈的市场竞争中胜出的关键。

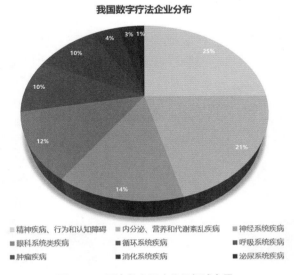

我国数字疗法企业分布

- 精神疾病、行为和认知障碍
- 内分泌、营养和代谢紊乱疾病
- 神经系统疾病
- 眼科系统类疾病
- 循环系统疾病
- 呼吸系统疾病
- 肿瘤疾病
- 消化系统疾病
- 泌尿系统疾病

图 3-24　国内数字医疗公司领域布局

数字疗法在精神健康领域的发展具有天然的优势，因此这个领域的竞争也尤为激烈，如自闭症、抑郁症、PTSD、疼痛管理等，都是当前数字疗法企业在精神健康上的重点关注领域。基于大数据分析、智能算法、语音识别、面部识别等技术手段开展认知疗法，有效增强了精神健康数字疗法产品的功能，由于 VR 技术能带来强大的场景构建和模拟能力，基于 VR 技术的精神健康应用开发成为热门议题。

我国数字疗法临床研究和产品标准相关条例规范将不断完善。我国数字医疗产品主要通过申请二类或三类医疗器械注册证的方式获取授权，截至目前，NMPA 主要依据《移动医疗器械注册技术审查指导原则》《医疗器械软件注册技术审查指导原则》《医疗器械网络安全注册技术审查指导原则》等审查指导原则对数字疗法类产品开展审查和指导工作，但这些文件中并未对数字疗法产品审查原则作出单独界定和规定，与此同时，国内关于数字疗法的研究文献相比美国而言也相对较少。目前，国内已有一些社会组织和机构对数字疗法标准体系和规范展开研究，以促进数字疗法领域加速规范化发展。随着国内数字疗法企业产品研发管线的不断丰富，对数字疗法产品针对性的指导原则和标准规范将持续建立和完善，具体监管要素如图 3-25 所示。

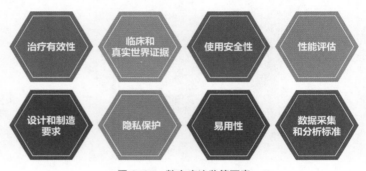

图 3-25　数字疗法监管要素

3.7.3　数字疗法典型应用案例

（1）美国 Pear Therapeutics 公司。该公司是数字疗法领域的新锐公司，也是美国 FDA 软件预认证试点项目首批试点公司，该公司 3 款处方数字疗法（PDT）已通过 FDA 审批。该公司的 reSET 产品是 FDA 批准的首款处方数字疗法，用于治疗药物滥用障碍（SUD），另外 2 款分别是用于治疗阿片类物质使用障碍（OUD）的 reSET-O 和用于治疗慢性失眠的 Somryst。2020 年被誉为"医学界诺贝尔奖"的盖伦奖首次推出了最佳数字健康产品奖，获奖产品是 Pear Therapeutics 公司开发的首款获得 FDA 批准用于治疗失眠的处方数字疗法。截至 2021 年 6 月底，3 款产品共计开具了 2 万张处方，该公司预计 2021 年全年收入将达到 400 万美元左右。

　　Pear Therapeutics 还设立了大量的数字疗法产品研发管线，如图 3-26 所示，主要通过自研或者直接向外部机构和公司收购技术的途径来开展布局，但由于其数字疗法产品原理主要基于认知行为疗法，因此产品布局以精神类疾病为主，但也正在向其他领域扩展。

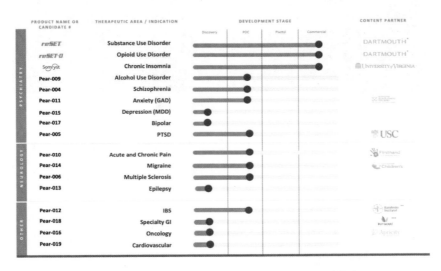

图 3-26　Pear Therapeutics 研发管线（来源：公司官网）

　　（2）美国 Akili Interactive 公司。该公司开发的多动症儿童的视频游戏数字疗法产品 EndeavorRx 于 2020 年 6 月获得 FDA 的批准，该产品与传统药物治疗相结合，主要针对 8 ～ 12 岁的儿童，每个 EndeavorRx 处方持续 96 天，通常每周 5 天，每次治疗约 25 分钟。使用 EndeavorRx 的患者在持续和选择性注意力的数字化测量、注意力变量检查（TOVA）等方面表现出改善。在 EndeavorRx 的游戏中，儿童在搜索目标和避开障碍物的同时完成训练课程，父母可以使用配套应用跟踪孩子的治疗过程。该公司也有大量的研发管线，如图 3-27 所示。

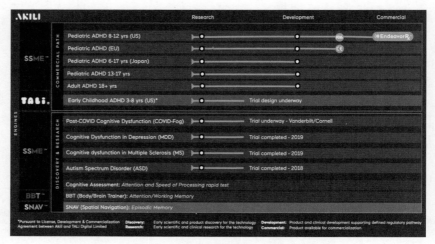

图 3-27　Akili Interactive 研发管线（来源：公司官网）

　　（3）苏州医朵云健康股份有限公司。近年来，随着数字技术的快速发展，我国数字疗法企业开始初步崭露头角，除大量的初创公司不断涌现外，一些大公司出于战略转型需要，同样开始布局数字疗法，如国内医药龙头企业恒瑞医药，在 2021 年控股成立了一家以数字医疗为核心的企业——医朵云。医朵云在数字疗法产业进行了深度布局，在肿瘤、呼吸、慢病等疾病领域设置了产品管线。区别于以往的管理型数字化产品，医朵云数字疗法产品在研发过程中研究和洞察患者的心理和行为，将患者行为学、疾病心理学与临床诊疗、药物特点有机结合，最终达到优化临床治疗结局的结果和目标。医朵云还致力于打造综合性城市社区医疗服务平台，基于数字技术优势，为家庭提供疾病问诊、健康大数据、移动药店、幼儿保健、养老监护、口腔护理等一站式医疗服务。

3.7.4 数字疗法的发展趋势

1. 数字疗法产业政策制定和监管进一步加强，促进产业健康发展

加强产业主管部门与卫健部门、药监部门的统筹协调，结合医疗产业特点，共同研究制定数字疗法产业发展路径和产业政策。加快数字疗法审批认证、应用、管理等相关要求、政策法规的出台。积极探索支付模式，研究制定相关政策将经过审批的数字疗法产品纳入医疗保险范畴，同时鼓励商业保险的发展，为数字疗法产品提供一定的政策支持，扩大其使用规模。同时，加强对数字疗法产品的监管，制定规范和应用指南，规范行业秩序，促进行业发展。

2. 数字疗法标准制定和推广加速推进，加强国际合作

加快产品性能、安全性、检验等相关标准的制定，建立数字疗法的质量体系和应用效果评估架构，可逐步递进制定，相关产品的审批流程及管理可与数字疗法标准制定紧密结合。鼓励数字疗法科研机构和企业与数字疗法领域相关国际组织的交流与合作，积极参加国际相关标准组织和制定工作，积极参与国际会议，借鉴学习先进技术和理念，争取国际话语权。

3. 数字疗法的数据合规和数据管理持续提升，规避安全风险

由于大部分数字疗法产品需要在互联网环境使用，涉及患者数据的采集、保存、使用等问题。需要对数字疗法的数据进行合规化管理，加强企业的数据合规意识。相关部门应建立健康医疗数据安全管理制度，加快数据安全标准的制定，为数字疗法的发展提供有章可循的发展框架；联合推动建设产业基础服务平台，为行业提供权威可靠的医疗数据共享、信息交流平台等基础支撑。

4. 产、学、研、医通力合作，推进应用试点，提升社会认可度

加强产学研医合作，将数字疗法技术相关的研究机构、医疗机构、技术企业、投资机构等各方力量集结起来，以联盟、创新中心等多种形式开展全面合作，共同促进科技成果转化，充分发挥各方优势，积极探索产业模式，共同推动数字疗法产业的健康发展。大力推进数字疗法应用试点，形成可复制的典型标杆应用。以揭榜挂帅等形式激发产业界创新潜能，鼓励产学研医共同组建创新联合体，集中力量攻克技术瓶颈，推进技术落地，形成一批有显著临床价值的优秀产品。通过应用试点等方式提升数字疗法的社会认可度，加大宣传力度，提升患者和医师对这一新型诊疗方式的接受度。积极探索支付模式，鼓励分级诊疗中采用数字疗法等措施。

5. 进一步探索数字疗法产品的支付模式

从支付的角度，数字疗法的支付模式主要有商业保险支付、社会医疗保障、患者自费、周边支付。其中，商业保险将有望成为未来数字疗法的主要支付方。德国是全球第一个将数字疗法纳入医保的国家，从 2020 年 9 月开始批准第一款数字疗法 App 进入医保。在我国，数字疗法尚处于起步阶段，其支付模式不够清晰，仍需相关部门进一步探索。

3.8
智慧医保与商保驱动降本增效和体验优化

3.8.1　智慧医保与商保的基本定义

近些年，特别是 2015 年以来，"互联网 +"行动在医疗领域中积极推进。"互联网 + 智慧医保"是指在互联网技术的支撑下，如图 3-28 所示，构建覆盖线下、线上医疗服务和就医购药全过程的实时、智能、精确的医保监控体系，实现监管对象精确化、监管手段智能化、监管效果社会化，达到科学合理控费控药，有效规范医疗服务和就医行为，提高医疗费用审核效率，促进就医购药便捷高效的目的，具体内容如图 3-29 所示。

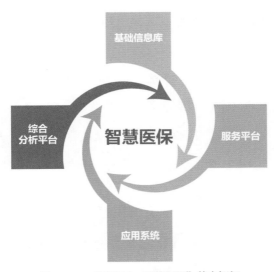

图 3-28　"互联网 + 智慧医保"基本框架

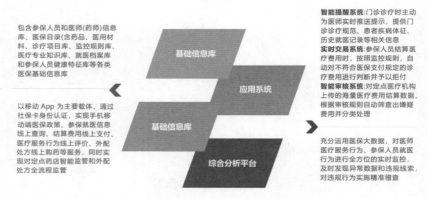

图 3-29　"互联网 + 智慧医保"具体内容

3.8.2　智慧医保与商保的发展现状

随着智慧医保与商保的概念逐步深入人心，各地积极推进数字化医保、商保建设进程，勇于尝试各项新举措，如图 3-30 所示。2016 年 12 月 16 日，"黑龙江医保"微信平台正式上线运行；截至 2017 年 9 月，国家异地就医结算系统已全面联通所有统筹地区，开通跨省异地就医直接结算定点医疗机构已达 7 226 家，覆盖我国各类医保制度；2019 年 11 月 24 日，全国医保电子凭证首发仪式在济南举行，仪式现场发放了全国第一张医保电子凭证；2020 年 1 月 9 日，绍兴市智慧医保信息系统顺利切换上线并成功上云；2020 年 4 月 25 日，全国首个省级互联网医保大健康平台落地济南；2021 年 4 月 8 日，安徽省首个"智慧商保服务平台"在中国科学技术大学

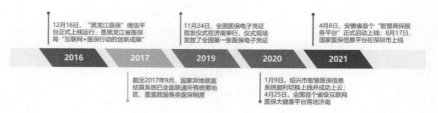

图 3-30　智慧医保与商保发展时间轴

附属第一医院（安徽省立医院）正式启动上线；2021 年 8 月 17 日，
国家医保信息平台在深圳市上线，后陆续登陆广东省、福建省。

3.8.3 智慧医保与商保的应用案例

1. 智慧医保的应用

以"处方流转与区域医保药店审核监管配销服务平台"为例，
将智慧医保的理念应用于处方流转过程，旨在推动区域智慧医保、
智慧医疗与智慧用药等智慧健康医疗领域的发展。平台以互联网技
术为支撑，建立连接医疗机构处方流转、区域医保药店审核配销或
自取、物流配送、金融支付以及医保、卫健委、药监局、疾控中心
等部门业务审核与监管服务功能。以参保人为中心、以医院处方流
转为核心，构建一体的医保、医疗、医药生态服务，具体如图 3-31
所示。

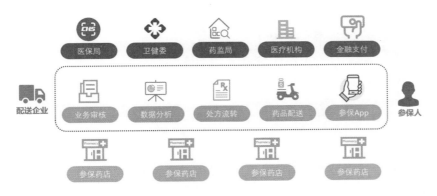

图 3-31　生态构建内容

处方流转监管平台设计了以下四大类核心业务场景，如图 3-32
所示：医保局端业务审核与监管、医院端处方审核与处方流转、医
保药店端"处方流转"承接配销服务和参保个人移动端服务。

医保端业务审核与监管
医保药店智能审核、意见文书管理、稽核派单管理、行政处罚管理、医保药械目录管理、医保药店目录管理、局端区域药店进销存明细监管、医保药店审核结果反馈及药店容错机制、医保药店移动稽核管理

医院端处方审核与处方流转
处方基础管理、医院处方审核、处方订单流转、处方二审、医院处方审核与处方流转管理

医保药店端"处方流转"承接配销服务
医保药店"进销存"管理系统的业务监管、药店端入库明细监管、药店端出库明细监管、药店端进销存明细监管、药店端处方流转平台信息与日常销药信息上传的实时审核

参保个人移动端服务
个人服务端、医保资讯、身份认证与查询、电子医保卡、处方管理、在线支付、药品配送、满意度评价、消息推送、公卫系统对接

图 3-32　处方流转监管平台核心业务场景

在整个处方流转过程中，各利益相关方扮演的角色如图 3-33 所示。

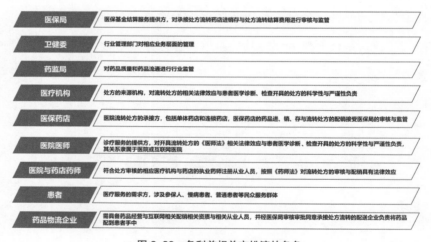

医保局	医保基金结算服务提供方，对承接处方流转药店进销存与处方流转结算费用进行审核与监管
卫健委	行业管理部门对相应业务层面的管理
药监局	对药品质量和药品流通进行行业监管
医疗机构	处方的来源机构，对流转处方的相关法律效应与患者医学诊断、检查开具的处方的科学性与严谨性负责
医保药店	医院流转处方的承接方，包括单体药店和连锁药店，医保药店的药品进、销、存与流转处方的配销接受医保局的审核与监管
医院医师	诊疗服务的提供方，对开具流转处方的《医师法》相关法律效应与患者医学诊断、检查开具的处方的科学性与严谨性负责，其关系隶属于医院或互联网医院
医院与药店药师	符合处方审核的相应医疗机构与药店的执业药师注册从业人员，按照《药师法》对流转处方的审核与配销具有法律效应
患者	医疗服务的需求方，涉及参保人、慢病患者、普通患者等民众服务群体
药品物流企业	需具备药品经营与互联网相关配销相关资质与相关从业人员，并经医保局审核审批同意承接处方流转的配送企业负责将药品配送到患者手中

图 3-33　各利益相关方扮演的角色

平台总体技术架构包含用户层、渠道层、服务化接口层、应用层、核心组件层、数据层、PaaS 层、IaaS 层以及标准规范和安全、运维、运营管理体系，如图 3-34 所示。

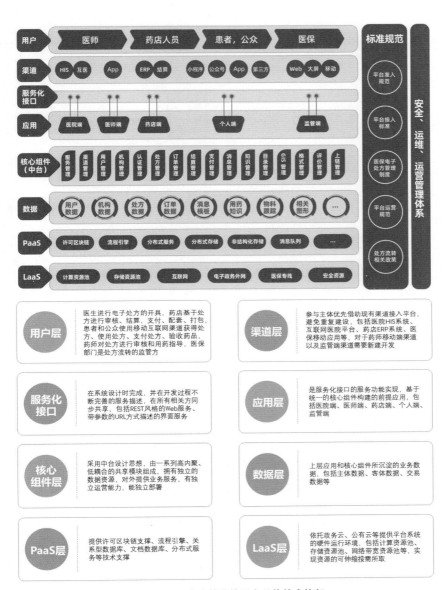

图 3-34　处方流转监管平台总体技术构架

同时，建立医保基金诚信信用评价体系，可有效规范处方流转监管平台的业务运营。具体内容如图 3-35 所示，从信用指标管理、信用主体档案管理、信用数据采集、信用评价管理、信用黑白名单管理、信用发布与信用统计分析管理等方面促进智慧医保基金诚信体系的建立。

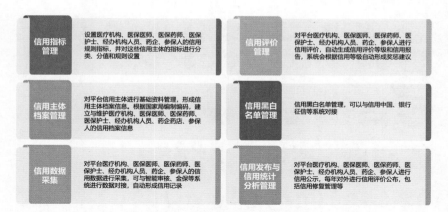

<table>
<tr><td>信用指标管理</td><td>设置医疗机构、医保医师、医保药师、医保护士、经办机构人员、药企、参保人的信用规则指标，并对这些信用主体的指标进行分类、分值和规则设置</td><td>信用评价管理</td><td>对平台医疗机构、医保医师、医保药师、医保护士、经办机构人员、药企、参保人进行信用评价，自动生成信用评价等级和信用报告，系统会根据信用等级自动形成奖惩建议</td></tr>
<tr><td>信用主体档案管理</td><td>对平台信用主体进行基础资料管理，形成信用主体档案信息。根据国家局编制编码，建立与维护医疗机构、医保医师、医保药师、医保护士、经办机构人员、药企药店、参保人的信用档案信息</td><td>信用黑白名单管理</td><td>信用黑白名单管理，可以与信用中国、银行征信等系统对接</td></tr>
<tr><td>信用数据采集</td><td>对平台医疗机构、医保医师、医保药师、医保护士、经办机构人员、药企、参保人的信用数据进行采集，可与智能审核、金保等系统进行数据对接，自动形成信用记录</td><td>信用发布与信用统计分析管理</td><td>对平台医疗机构、医保医师、医保药师、医保护士、经办机构人员、药企、参保人进行信用公示，每年对外进行信用评价公布，包括信用修复管理等</td></tr>
</table>

图 3-35　处方流转监管平台医保基金诚信信用评价体系

2. 智慧商保的应用

以智慧医保为主，智慧商保为辅，在参保人员个人信息授权查询和使用试点工作中，开展商业健康保险投保、理赔，申请慈善救助等业务时需要查询个人医保信息的，参保人员可授权商业保险机构等第三方机构查询使用。

授权查询使用须通过医保公共服务平台个人网厅或医保公共服务平台 App 预先授权，并明确第三方机构信息、查询次数、查询时间段及查询内容。对于敏感级别为 2 级（含）以上的信息，需采用高级别安全加密、防篡改、添加水印等技术，确保个人信息安全。医保系统中应保存第三方机构历次查询记录和授权核验记录。第三方机构应加强对授权查询信息及相关业务应用的规范化管理，建立严格的个人医保信息使用管理制度及保密制度，完善网络安全应急预案，在提高服务及时性和便捷性的同时，确保个人信息安全。

3.8.4　智慧医保与商保的发展趋势

（1）线上线下紧密结合，智能理赔加速。随着智慧医保的发展，智慧商保的内涵将逐渐完善。"互联网＋智慧商保"通过医保、商保一站式结算，将传统的商保患者出院结算后打印病历资料、诊疗结算单据到保险公司理赔的过程，转移到线上"一键理赔"自动理赔系统完成，为患者提供高质量的智慧医疗服务体验。

（2）整合服务举措，实现多方共赢。智慧医保与商保秉持"用户至上、体验为王"的互联网思维，以参保人为服务核心，以互联网信息技术为手段创新管理和服务举措，整合各类已有的信息化智能管理和智慧服务举措，统一交互平台，提升医保经办服务效率，实现参保人员、医疗机构和经办机构的三方共赢，构建数字化智慧医保与商保体系。

3.9
智慧药械研发成为医疗革新
背景下的必然之路

3.9.1 基于医疗大数据和 AI 的药械临床试验创新的背景

人工智能是研究、开发用于模拟、延伸和扩展人的智能的理论、方法、技术及应用系统的一门新的技术科学。语言识别、图像识别、自然语言处理和专家系统等均属于人工智能的范畴。随着医疗信息化和生物技术数十年的高速发展，医疗数据的类型和规模正以前所未有的速度快速增长，在对传统的数据处理、数据挖掘技术形成巨大挑战的同时，也为相关大数据应用服务的发展创造了条件。我国临床研究正面临新的机遇，数据爆炸已让医疗行业真正进入大数据人工智能时代，当前基于 AI 的医疗大数据将在推动医学进步中起到不可或缺的作用。

临床试验是所有药物 / 器械上市前的必需阶段，研发周期长，临床失败率高，是国内创新药发展的绊脚石。提高医药临床服务水平，成为了目前急需解决的行业痛点。医疗机构沉淀了大量的电子化医疗数据和用药信息，数据的分析利用也将逐渐凸显价值。借助大数据和人工智能等信息技术，对医疗药物数据进行深度分析和挖掘，使数据为临床药物治疗、药物科研、临床试验、药物不良反应监测、药品上市再评价等各个领域发挥支撑作用，是当今医药发展的一个重要趋势。国家高度重视信息技术的飞速发展，特别是新冠肺炎期间，各部门提倡减少人群聚集、降低传播风险，在此背景下，临床试验节奏遭受巨大挑战，试验监查工作也首当其冲受到强烈冲击。新冠肺炎疫情的持续导致临床试验工作长时间停滞，中国以及全球很多国家和地区的临床试验研究都受到了不同程度的影响。依托大数据信息化平台技术、采取远程协同办公，构建并完善智能临床试验体系，既可以便于临床试验管理、减少项目相关人员的流动，同时又可以降低疾病传播的风险。

3.9.2　人工智能开展药械临床试验的发展情况

目前，国际上知名药企、医疗机构已利用人工智能大数据开展药物临床试验，或进行药品上市后再评价。基于人工智能、医药大数据技术在药学真实世界研究，是当今国际医药领域的研究热点，国际知名药企已利用真实世界的人工智能技术和医疗大数据和基因组信息发现药物靶点、开发新药，或进行药品上市后再评价，获得更加真实的疗效及不良反应数据。也有国际医疗机构整合临床和基因组学数据，提供临床决策支持，实现精准医疗，为每位患者"量身定制"选择最合适的治疗方案和药物。2018 年 FDA 发布《电子健康数据在临床试验中的应用指南》，建议在临床试验电子数据采集（EDC）系统中采用电子健康记录（EHR）数据。ICH 在 *Final Concept Paper ICHE6（R3）: Guideline for Good Clinical Practice*（2019–11–17）中提到，R3 修订版将适当保留 E6（R2）中的概念和指南。与此同时，辉瑞、阿斯利康等国际制药巨头一直在探索临床试验创新。

但在国内，虽然人工智能、大数据技术在医疗诊断、影像学诊断、医院管理方面已经有重大创新和突破，但在临床应用上还属于起步阶段，在药学领域的应用更处于萌芽状态。2020 年 7 月 1 日实施的新版《药物临床试验质量管理规范》（简称新版 GCP）第五章第 49 条 –（七）明确提出远程评估方式的"中心化监查"。2020 年 4 月 30 日 CDE 发布的《新冠肺炎疫情期间药物临床试验管理指导原则(征求意见稿)》中第四部分提出了疫情防控期间临床试验数字化技术的应用，疫情防控期间可采用远程的数字化技术来有效开展药物临床试验。因此，如何让人工智能、医药大数据与传统药学相结合，发掘潜藏的医药大数据的价值，对未来临床试验的发展有着划时代的重大意义。

3.9.3 智慧药械临床试验数据系统平台应用案例

临床试验数据系统平台已在北京大学人民医院等多家国内三甲医院上线使用，平台全流程如图 3-36 所示。该平台实现了药械临床试验全流程服务的智能化支撑，包括了调研阶段的方案可行性分析、模拟试验，执行阶段的智能化招募，质控阶段的智能化规则质控和远程监查等，特别实现了院内多源异构临床数据的整合与治理，建立了基于医疗大数据的智能临床试验创新系统，为临床试验各个环节赋能，有效提升临床试验效率和质量，保障受试者安全，降低研究成本，实现药物临床试验全过程智能化管理，为医院开展智能化创新临床试验创造了有利条件，快速助力药物/器械研发。

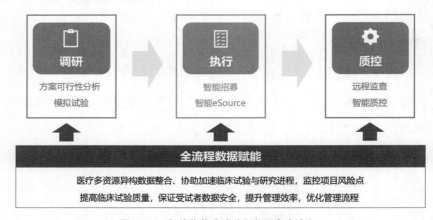

图 3-36　智能化临床试验创新平台全流程

该平台主要解决了药械临床试验管理中常见的四大难题。

1. 高效的方案可行性分析

对医院内海量的健康医疗数据进行多维度清洗与深度挖掘，从而完成高质量方案的设计。智能大数据平台支持基于真实世界数据对临床研究方案进行模拟和验证，探寻临床研究方案的可行性。对真实世界标准化数据根据项目需求对疾病领域与人口学特征进行高级搜索，从而进行数据探查。在整个调研前期利用平台数据对方案进行提升优化。平台的高级搜索支持复杂的就诊检索，用命中展示来查看是否满足要求并进行方案的优化，最后将命中数据集导入统计模块进行基础数据分析。

2. 智能化的受试者招募

在各类药械临床试验研究中，寻找合适的患者是研究中的重点和难点。受试者智能筛选模型可根据研究者输入的入选条件和排除条件，通过历史数据快速筛选出符合研究需要的患者集合。该模型会根据参与前瞻性临床研究的受试者的不同状态对系统内全部患者进行自动标记，对已入组和未入组且符合纳排条件的患者进行身份识别，避免出现重复入组的情况；同时，将筛选失败的患者自动标记为普通患者，使其可参加其他项目的数据筛选，协同研究团队进行受试者管理。具体数据流如图 3-37 所示。

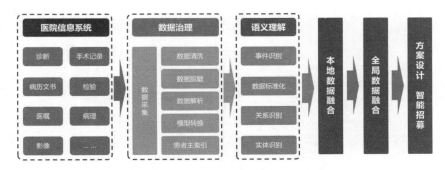

图 3-37　方案可行性分析、智能招募数据链

3. 智能 eSource

智能 eSource 可实现源数据清洗完成后，系统自动将目标患者数据直接转录入 EDC 的功能，并提醒录入员对转录数据进行二次确认。自动填充的数据可以一键溯源至原始数据，保留完整的核查轨迹，可以协助实现临床数据的高效应用。运用 NLP 技术，真正实现一键溯源与精准导入，提升效率的同时可以保证研究数据的完整性、准确性、及时性与真实性，具体内容如图 3-38 所示。

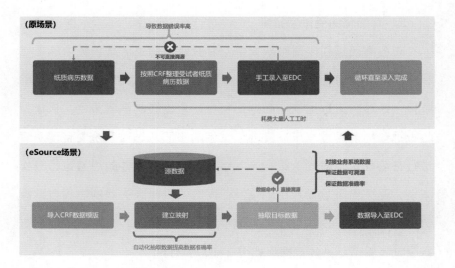

电子病历的后结构化处理

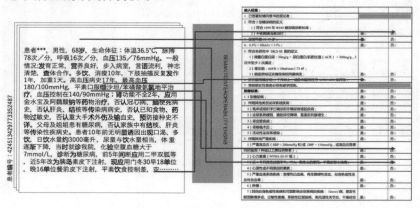

图 3-38　智能 eSource 数据直接转录

4. 远程监查

以保护患者隐私为前提,提高临床试验的效率和质量,满足医院全方位实时监管的需求。临床监查员可通过远程监查界面查看受试者就诊信息,提升监查效率,保证疫情或极端天气时项目可以继续进行。具体临床试验远程监查流程如图 3-39 所示。

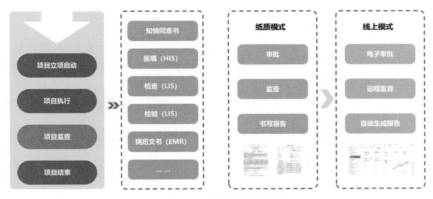

图 3-39　临床试验远程监查流程

通过创新平台的设计研发与部署，对比原有的管理模式，实现了以下的设计目标：

- 试验数据获取快：基于数据平台技术，可以获取到医院全量数据，并完成数据的初步生产加工。

- 试验数据时效性高：数据窗口期最低可达到 T+1，保证研究数据的及时填入，AE/SAE 及时上报，项目风险及时发现。

- 受试者招募快：通过大数据技术发现符合研究纳排条件的历史存量患者进行召回；收集研究所需数据，完成新到院患者适合研究的提醒。

- 项目进度快：通过高时效性数据，完成项目风险的提前预警。

- 系统覆盖广：通过数据平台，覆盖了医院 HIS、EMR、LIS、移动护理、RIS、手术麻醉、重症监护、病案管理等系统。

- 试验数据前置质控：在研究数据产生进入数据库时，基于研究 DVP 执行质控规则，筛查数据不完整、不符合医学逻辑、方案违背、不符合研究要求等内容，及时报警提醒项目相关人员。

- 机器替代人工提升录入质量：大幅降低人工录入错误率，直接可映射结构化字段准确率达 100%。

● 数据可溯源：所有数据的处理加工流程均有血缘关系记录和前后对比统计，避免在处理过程中出现数据丢失和遗漏，保证数据前后一致。

3.9.4　智慧药械临床试验管理创新的发展趋势

我国临床试验数据系统平台主要依据 NMPA《药物临床试验质量管理规范》《新冠肺炎疫情期间药物临床试验管理指导原则（征求意见稿）》等审查指导原则开展审查和指导工作，与此同时，国内相关的研究文献相比美国而言也相对较少。目前，国内已有一些社会组织和机构对临床试验数据系统平台标准体系和规范展开研究，以促进加速规范化发展，随着国内临床试验数据系统平台的研发管线的不断丰富，对数据系统产品针对性的标准规范将持续建立和完善。

在国家加快推进生物医药和医疗器械创新的大背景下，临床试验的需求日益增长，现有临床试验的资源和效率还远远不够，需要鼓励更多的三级医疗机构参与到建设过程中来，提升现有医疗机构的临床试验效能，从以下 3 个方面实现供给侧的改革，最终实现多方共赢的局面。

（1）设立研究型病房。促进三级医疗机构设立研究型病房，专门开展高水平临床医学研究，提供药械临床试验的创新服务。

（2）建立智能医疗大数据临床试验创新平台。紧贴 GCP 要求，利用大数据、人工智能等技术建立真实世界医疗数字化管理系统、智能化临床试验创新平台等，为临床研究者发起的临床试验（IIT）和医药企业发起的药物临床试验（IST）的各个环节赋能，推动临床试验智能化，助力临床试验数据积累和利用，实现临床试验服务质量管理与数据流追踪，提升候选药物筛选的准确性，缩短研发周期，节省研发投入，提高成功率，为临床研究提质加速。

针对用户的不同需求提供多样的基于智能医疗大数据的临床研究相关服务。尤其是新冠肺炎疫情等特殊情况下，会导致交通受限和研究中心限制。当受试者面临药品发送、用药后检查、随访等实际困难时，临床试验数据系统平台可提供可行的替代方法，确保能够获得研究数据，并保证其质量和可追溯性。

（3）探索建立临床试验协同网络平台。在现有药物临床试验机构基础上，探索以多种合作方式建立临床试验协同网络，解决医疗机构临床试验病床等资源不足的问题，有效支撑日益增长的临床试验需求。

通过以上供给侧结构性改革，使得医疗机构、生物医药和医疗器械企业、患者、政府、研究者等相关方，都能够在改革建设过程中获益，加速推进创新医药和器械的研发进程和成功率，如图 3-40 所示。

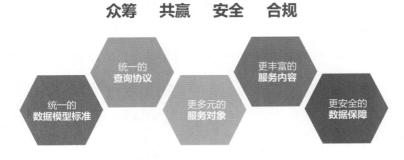

图 3-40　多方获益

3.10
智慧慢病管理革新推动基层服务水平提升

3.10.1　智慧慢病管理的发展背景

据我国国务院新闻办于 2020 年 12 月发布的《中国居民营养与慢性病状况报告（2020 年）》，虽然我国在重大慢性病过早死亡率逐年下降等慢病防治方面取得了一定的成绩，但是我国慢性病患者基数仍在不断扩大，同时因慢性病死亡的比例也会持续增加。针对我国数量庞大的慢性病人群和巨大的慢性病防治压力，中共中央、国务院已于 2016 年制定并发布《"健康中国 2030"规划纲要》，指出要强化慢性病筛查和早期发现，基本实现高血压、糖尿病患者管理干预全覆盖，到 2030 年，实现全人群、全生命周期的慢性病健康管理。随着我国慢性病防治工作的不断推进，《中国居民营养与慢性病状况报告（2020 年）》明确提出了我国未来慢性病防治的工作，需要继续以基层为重点，促进基层慢性病防治服务能力的提升，提升基层慢性病防治的整体水平，继续推动互联网、大数据等高新技术领域的创新在慢性病防治工作中的应用，充分利用信息技术，丰富慢性病防治的手段，在原有慢性病防治的基础上，不断提高我国慢性病防治整体的智能化水平，并据此继续提升基层的慢性病防治服务水平。在这样的大背景下，智慧慢病管理得到了快速发展，受到了社会各界的广泛关注。智慧慢病管理是融合应用信息化、互联网、智能化等高新技术对慢性非传染性疾病及其风险因素进行定期检测、连续监测、评估与综合干预管理的医学行为及过程，是提高患者身体健康水平、延缓疾病进程、降低疾病影响、延长患者寿命、减少医疗开支的一种科学慢病管理方式。

3.10.2　智慧慢病管理的发展情况

1.　智慧慢病管理快速发展

在我国政策、经济、社会和技术等方面因素的推动下，我国智慧慢病管理发展迅速。一方面，国家将慢病互联网复诊纳入医保，在慢病管理方面持续增加投入；另一方面，老龄化不断加剧推动了我国慢病管理需求的增长。在这样的背景下，随着物联网、5G、大数据和人工智能等高新技术的不断成熟，针对传统慢病管理中缺乏专业慢病管理指导和慢病管理预防知识普及、患者慢病管理不方便、患者依从性差等痛点，智慧慢病管理以便捷的线上诊疗、医药电商、健康管理和增值服务等智能化服务，为患者提供优质和便捷的医疗服务，取得了快速的发展，其基本模式如图 3-41 所示。

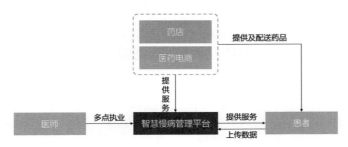

图 3-41　智慧慢病管理的基本模式

2.　智慧慢病管理投融资活跃度提升

经过一段时间的发展，我国智慧慢病管理领域的投融资在 2019 年非常活跃，并在接下来的 2020 年也一直是备受投资者重点关注的热门领域之一，一批智慧慢病管理企业融资相继获得成功。2019 年，妙健康完成 5 亿元人民币的 C 轮融资，并于 2020 年完成数亿人民币的 C+ 轮融资；智云健康在 2018 年 1 亿美元 C 轮融资的基础上，2019 年获得了战略投资，并于 2020 年完成 C+ 轮和 D 轮融资。随着我国智慧慢病管理的不断发展以及市场规模的逐步扩大，智慧慢病管理领域的投融资也逐渐活跃，为该领域的企业发展提供了有力的资金支持，推动我国智慧慢病管理的快速发展。

3. 智慧慢病管理的产业链逐步形成

随着我国智慧慢病管理的快速发展，我国智慧慢病管理的产业链逐步形成。医药企业、医疗器械企业和技术供应商等是我国智慧慢病管理产业链的主要参与者，医药企业提供药品，医疗器械企业提供设备，技术供应商提供医师需要的技术服务，结合智慧慢病管理企业的健康医疗服务，共同为慢病患者提供智慧慢病管理服务。在众多的智慧慢病管理企业中，针对糖尿病、高血压等需求量较大的领域发展最为迅速，出现了糖护士、悦糖、微糖、智云健康等一批代表性的糖尿病管理企业，以及橙医师、麦咚科技、涛大夫等一批代表性的高血压管理企业。

3.10.3　智慧慢病管理的典型案例

1. Livongo

Livongo 公司成立于 2008 年，主要是通过智能血糖检测器、智能体重秤等智能化医疗仪器收集患者的身体指标数据，并将数据上传到云端，医师基于患者的身体指标数据等相关数据，利用"AI+AI"智能化系统（收集 –Aggregate、解释 –Interpret、应用 –Apply、迭代 –Iterate）为慢病患者提供一体化的智慧慢病管理服务，管控慢性病患者的病情，有效控制慢性病患者的治疗费用，降低保险公司的保费开支，解决保险公司控费难的问题。目前，Livongo 涉及糖尿病、前驱糖尿病、肥胖和高血压等慢性病病种，通过保险公司等渠道，成为为员工购买医疗保险企业的智慧慢病管理服务供应商，为企业员工提供健康管理服务，由于其非常重视在智慧慢病管理过程中的人工医疗服务，凸显了人性化的特点，也提高了患者对 Livongo 的满意度。

2. 成都医云科技有限公司

成都医云科技有限公司成立于 2014 年，2018 年以肝病为切入点，逐渐将慢病管理作为公司的主要业务方向，深耕慢病单病种的全生命周期管理，为患者提供智慧慢病管理服务，为医师提供患者管理工具，同时帮助药企销售药品。目前，平台已覆盖心血管、糖尿病、肿瘤、慢性肾病、肝病、精神心理等多个病种专科领域，且已构建起从患者筛查、复诊随诊、送药上门、医保支付到院外健康管理的完整闭环，逐步在优势科室的建设、优质医疗资源的调度、精细化运营等智慧慢病管理模块上建立了竞争优势。

3.10.4　智慧慢病管理的发展趋势

（1）加强医师在智慧慢病管理中的作用。医师作为智慧慢病管理中为患者提供专业医疗建议和方案的核心角色，是和患者深度接触较多、对患者较为了解的主要人员，是解决患者慢性病问题、提高智慧慢病管理服务质量的关键。在推动智慧慢病管理建设和发展的过程中，需要重视和加强发挥医师在智慧慢病管理中的作用，充分利用医师职业的特殊性，推动医师和患者之间良好关系的建立，从而促进越来越多的患者使用智慧慢病管理服务，不仅能够增加智慧慢病管理平台的患者流量，而且能够提高智慧慢病管理平台患者的黏性，实现平台患者数量的增加和平台的长期发展。

（2）普及智慧慢病管理在基层的应用。现阶段我国仍然存在着医疗资源紧缺、医疗资源区域分布不均等一系列问题，随着人口老龄化的加剧，以及慢病人群的增加，由于慢病导致的医疗压力越来越大，尤其是在偏远、欠发达地区，挑战更大。因此，充分发挥智慧慢病管理的信息化、移动化、智能化等方面的技术优势，推动智慧慢病管理在基层的普及应用，提升基层的慢病防治服务水平，是我国发展智慧慢病管理的重要任务，也是推动我国以治病为中心向以健康为中心转变的重要手段之一。

3.11
患者体验为智慧医院管理提供新抓手

3.11.1 患者体验基本定义

国家医患体验研究基地牵头制定的我国卫生行业标准《患者体验调查与评价术语》中对患者体验（Patient Experience，PE）进行了明确定义。患者体验是患者就医期间与提供服务的医疗机构之间理性与感性的全方位、全过程的互动经历和感受，以及患者对自身状况、功能状态、症状变化、用药感受和健康相关生命质量等方面的自主感知和判断。

当前，国家卫生健康委已将患者满意度评价、改善就医体验纳入公立医院绩效考核和医院等级评审的评价指标中。但适合我国国情的规范统一的患者体验评价理论体系、方法和技术支撑研究仍在探索之中，尤其是如何将大数据、智能化、物联网、移动互联网、云计算等智慧技术运用于患者体验数据采集、数据分析、数据利用、数据共享等环节还缺乏实践探索，更未形成行业标准和规范。所以，构建系统性的患者体验评价体系，建立科学规范的患者体验评价指南，搭建基于大数据、人工智能技术为支撑的患者体验智慧应用平台，便成为当前患者体验评价工作亟待解决的重点问题。

3.11.2 患者体验评价发展情况

患者体验智慧管理评价已成为智慧医院管理发展新趋势，体验管理评价作为医院日常管理、医疗人文建设和患者安全保障的新兴研究领域，已引起世界各国医疗机构的广泛关注。英国国家医疗服务体系和美国普华永道的研究资料表明，患者体验管理是医院管理维度金字塔中最困难但管理效益最明显的一个维度，如图3-42所示。美国克利夫兰医学中心已连续举办了十届患者体验峰会，讨论和分享来自世界各地的医疗机构为患者及其家属提供最佳就医体验的尝试和探索。近年来，欧美发达国家已将患者体验评价结果作为政府

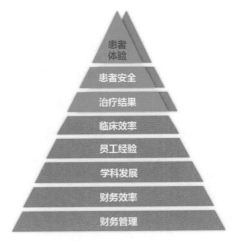

图 3-42　医院管理维度金字塔

管理监督医院的重要抓手、各类保险支付的影响因子、诊断标准和治疗规范制定的基础参考，更是患者选择医院的重要依据。

由于我国患者体验智慧评价与管理的研究起步较晚，目前无论是理论还是实践方面都尚处于探索阶段，还有许多问题亟待解决。特别是国内由于缺少专业的第三方评价机构，调查评价多由医院作为第一方自己组织，以现场纸质问卷为主。由于没有国家标准，医院关注点各有不同，同时医院层面缺乏数据分析、数据建模和数据挖掘等领域的专家，既无法构建科学有效的数据分析模型，又无法运用智慧技术手段保障评价的精准性和客观性，导致评价分析结果偏离度较大。因此，从国家层面统筹协调多方力量构建以智慧技术为支撑的患者体验智慧评价与管理体系势在必行。

3.11.3　患者体验管理评价典型应用案例

1. 美国 Press Ganey 公司

Press Ganey 公司是患者体验管理评价领域的专业公司，致力于为医疗机构提供安全、全面的患者体验综合解决方案。Press Ganey 公司研究发现，在所有区域和类型的医院中患者体验和医院的盈利能力之间均存在非常强的关联性，患者体验管理好的医院净利润水平远远高于管理较差的医院。所以 Press Ganey 公司通过帮助医疗机构提升患者体验水平，从而实现医疗机构服务质量、运营效益、市场份额和收入水平的提升。Press Ganey 公司推出了集成解决方案套件，并开发了数字平台 PGO 2.0，通过一体化智慧支持综合解决方案将信息技术广泛应用到数据采集、数据分析、数据挖掘、数据应用全流程，帮助医疗机构准确科学采集患者及其家属就医体验感受和意见，通过数据清洗、分析、挖掘，帮助医疗机构从患者角度查找问题并加以提升改进，从而不断提升改进服务质量。

2. 美国老年保险和救助保险中心

美国老年保险和救助保险中心运用自主研发的患者体验信息管理系统开展患者体验调查分析与评价工作，取得了明显成效。美国老年和救助医疗保险中心联合医疗研究和质量机构共同制定了患者体验相关调查问卷和评价方法，随后调查问卷和评价方法得到了国家质量论坛的认可支持。美国老年和救助医疗保险中心于 2006 年 10 月正式启用了患者体验相关调查问卷和评价方法实施调查，调查方式包括邮寄纸质问卷、电话调查、互动式语音和后续跟踪 4 种方式，其中互动式语音运用了语音识别、语音合成、自然语言理解等智慧技术，大幅提高了数据采集的效率。调查内容包括患者基础信息、医护沟通状况、医院环境感受、患者住院体验感知、患者出院随访和医院整体评价等多个方面。

3. 重庆至道科技股份有限公司

重庆至道科技股份有限公司是中国领先的医患体验数据智能服务商，中国医患体验生态链建设领跑者。公司秉承让体验放飞信任医疗的价值理念，围绕患者体验智慧评价与管理的方法手段，以患者满意为目标，以患者体验数据为抓手，创建了基于患者生产型数据与人工智能的医患体验应用生态体系链。运用自主知识产权的模型和算法系统，围绕医患体验数据在监管机构、医院、药械企业和诊疗过程等多场景、多维度的智慧应用，为其提供品质全息画像、诚信全维评估、质量行为监管、风险预警防控、市场数据营销和收益效能提升等方面的数据智能技术服务。公司的核心思路是从原始的海量数据中提取有价值的信息，从大量的价值信息中提炼出客观存在的患者体验的规律和知识，运用知识为客户输出智慧，从而提供基于价值数据的决策解决方案。

3.11.4 患者体验发展趋势

（1）推进患者体验智慧应用标准研究制定。在国家卫生健康行业主管部门直接领导和支持下于 2017 年正式组建了“国家卫生健康委医疗管理服务指导中心医患体验研究基地”（以下简称研究基地）。研究基地以北京大学人民医院为主体联合多家知名医疗机构、科研院所系统梳理国内外医疗机构服务能力及患者体验评价相关标准、政策、学术研究成果，形成了国内医患体验领域首个国家卫生行业标准《患者体验调查与评价术语标准》，如图 3–43 所示。下一步，研究基地将互联网、大数据、人工智能在患者体验管理领域深度融合应用作为重要研究方向，积极探索信息技术对患者体验数据采集全流程优化、大数据技术对患者体验数据分析挖掘全方位支撑、人工智能技术对患者体验管理全过程赋能等智慧技术在患者体验管理

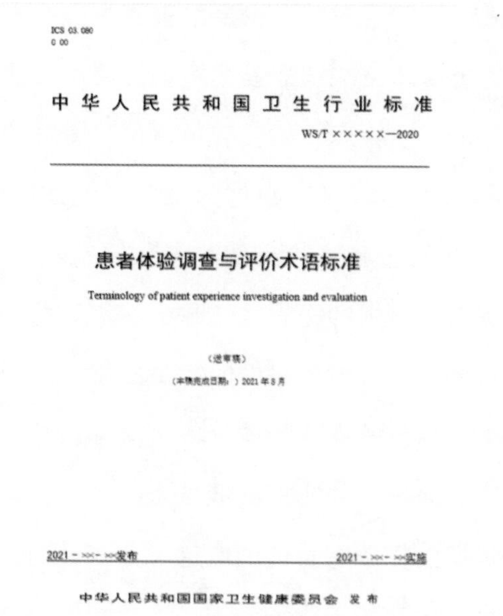
ICS 03.080
C 00

中 华 人 民 共 和 国 卫 生 行 业 标 准

WS/T ×××××—2020

患者体验调查与评价术语标准

Terminology of patient experience investigation and evaluation

（送审稿）

（本稿完成日期：）2021 年 8 月

2021 - ××- ××发布　　2021 - ××- ××实施

中华人民共和国国家卫生健康委员会　发布

图 3–43　患者体验调查与评价术语标准

领域的应用研究，在探索经验基础上进一步推进患者体验智慧应用标准研究制定，依托"大数据＋管理"为各类医疗机构精准画像，协助医疗机构运用智慧技术持续开展患者体验问题监测和改进实践。

（2）开展基于患者体验的智慧医院管理创新实践。以患者需求为导向的服务理念已成为智慧医院管理改革的核心思想，国家卫生健康委持续推进改善医疗服务行动，其核心立足点就是坚持"以患者为中心"，开展基于患者体验的智慧医院管理创新实践增强人民群众获得感。国家卫生健康委办公厅发布《医院智慧管理分级评估标准体系》中明确要求医院要建设统一的医患沟通关怀系统，能够运用移动互联网等多种信息技术手段客观精准采集患者的反馈、意见和投诉等信息。从国家医疗卫生政策导向可以看出，运用智慧技术开展基于患者体验的智慧医院管理创新实践对于改善医患关系具有重要作用，已经成为新时期患者体验提升的重要方向和发展路径。

运用智慧技术开展患者体验管理帮助医院管理者由传统的经验为主的医院管理模式，向新兴的数据为支撑的智慧医院管理新模式转换。基于患者体验推动医院管理工作的改革创新，运用智慧技术手段从患者视角获取对医疗服务的体验感知，深入了解患者需求和偏好，进而掌握患者的关注重点、实际体验和就诊期望，以此作为智慧医院管理品质提升的重要依据和抓手，可推动智慧医院建设，促进医院不断提升医疗服务水平。

（3）开展大数据和人工智能技术在医患体验管理中的应用研究。国家卫生健康委医政医管局于2018年批复由研究基地承担全国范围内第三方患者体验测评项目，探索大数据、人工智能等智慧技术在患者体验管理中的创新应用，推动医疗机构高质量发展，不断增强人民群众健康获得感，提升医务人员满意度。研究基地搭建"国家医患体验大数据平台"（图3-44），构建患者体验第三方评价的

中国智慧健康医疗蓝皮书 2022
为"健康中国"插上智慧的翅膀

新思路、新方法，通过获取患者对医疗机构在诊疗质量、服务过程、安全保障、用药体验等方面的数据，充分发挥大数据平台的核心价值，客观反映健康中国行动实施的成效和问题，为健康中国行动持续推进提供数据和决策支持，为政府政策制定和引导发挥作用。截至目前，"国家医患体验大数据平台"运用智慧技术已科学精准采集全国31个省市1 200万人次的患者体验第三方评价数据，这些数据可为推动改善医疗服务形成长效机制，促进医疗服务质量提升提供重要参考。

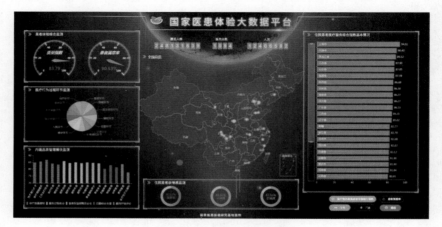

图 3-44　国家医患体验大数据平台

122

4 "健康中国"
智慧健康医疗体系
发展愿景及战略建议

4.1
智慧健康医疗体系发展愿景

2020—2035 年，我国卫生总支出将达到 GDP 的 10%，需要根据发展战略和布局调整智慧健康医疗领域投资力度与结构，支撑高质量发展。为助力 2035 远景目标中健康中国美好愿景的顺利实现，要做到以下几点。

（1）转变理念、落实行动。实现从治病中心走向健康中心的理念转变，带动发展规划和资源配置转型。《关于推动公立医院高质量发展的意见》（国办发〔2021〕18 号）中再次强调推动云计算、大数据、物联网、区块链、5G 等新一代信息技术与医疗科技和医护服务深度融合。从提高健康档案、病案质量做起，实现医护服务与管理标准化、信息化和智能化，促进医疗科技发展与转化，支持基本保健强基层和医疗科技建高地的发展，实现个人全生命周期健康管理与整合式医护，改变重复就医模式、提高医护质量。

（2）深改体制、落实责任。深化公立医院改革，发挥三级医院的龙头作用，从单体医疗机构发展到整合式医护体系建设。落实党中央和习近平主席关于健康中国建设的精神，建立国家、省级、市县三级问责制。强化国家卫生医疗资源配置和科技创新规划的顶层设计，建立监督责任机制，支持国家和地区发展专科专病联合体，大力发展降低癌症发病率、死亡率乃至全面攻克的行动计划；强化省级区域卫生医疗健康体系统一规划和监督的执行力，建立省委省政府的问责制；强化市县执行区域卫生医疗健康规划、落实医护机构定位和发展战略，夯实紧密型基本保健共同体，建立市县党委和政府的问责制。

（3）提质增效、组织创新。从数量发展到追求质量和价值的发展。依托现有机构和规模，深化公立医院改革、调整资源配置结构，建设一批引领国内、具有全球影响力的国家级医学中心，建设一批区域医学中心和国家临床重点专科群，推进京津冀、长江经济带等区域医疗卫生协同发展，带动医疗服务区域发展和整体水平提升。具体措施如下：

- 统筹布局生物安全基础设施，构建国家生物数据中心体系，加强高级别生物安全实验室体系建设和运行管理；
- 统筹布局肿瘤、罕见病国家数据中心，加强高级别实验基地和专科专病联盟的体系建设和运行管理；
- 扩大国家免疫规划，强化慢性病预防、早期筛查和综合干预；
- 完善心理健康和精神卫生服务体系。

（4）消除医疗贫困。实施健康扶贫工程，加大对中西部贫困地区和农村地区基本保健能力建设的支持力度，提升服务能力，保障贫困人口健康，消除因病致贫现象。具体措施如下：

- 财政预算和医保支付向医疗扶贫倾斜；
- 人财物和信息化资源配置、机构能力建设向基层和贫困地区倾斜；
- 医疗科技成果转化，特别是疾病预防、筛查、早诊早治向贫困地区倾斜。

通过多重举措发力，实现以人为本、以健康为中心的临床、机构和体系的整合式医疗，建设从出生和健康档案做起、从基层和社区卫生医疗做起、从数字和科技创新做起的，具有可及性、安全性、可支付价值的，一防二控三救治的，健康管理、公共卫生、医护医养和医疗保障协同发展的信息平台、服务平台、采购平台、数字平台、技术研发和科技转化平台。促进国民健康管理意识、深化公共政策的健康内涵,支持健康资源共享和数字健康的发展,进而支持我国智慧健康医疗创新和发展能力,实现健康中国和科技强国的双重目标。

4.2
智慧健康医疗体系发展蓝图规划

我国智慧健康医疗生态体系的建设和发展需要持续推动我国智慧健康医疗基础设施、核心支撑体系的建设和创新,从而支撑我国医疗卫生、健康管理、康复养老等服务体系的构建和运转,为我国人民群众提供高质实惠的服务,并基于国内智慧健康医疗建设的经验和成果,为全球智慧健康医疗的建设作出贡献,在实现"健康中国"宏伟目标的同时促进全球医疗卫生水平的提高。而这些都需要以完善的智慧健康医疗治理体系和智慧健康医疗标准体系为支撑,保障智慧健康医疗生态体系建设和发展有序开展、高效推进。基于此,我们提出我国智慧健康医疗生态体系建设和发展总体思路的建议,并进一步规划构建了未来十年的发展蓝图,如图 4-1 所示。

"健康中国"智慧健康医疗生态体系主要包含夯实基础、构建基础体系、强化核心支撑力量、发展全生命周期服务、融入全球生态体系等一系列建设工作。在我国智慧健康医疗生态体系建设的过程中,首先,需要不断地夯实智慧健康医疗的基础设施,以及构建

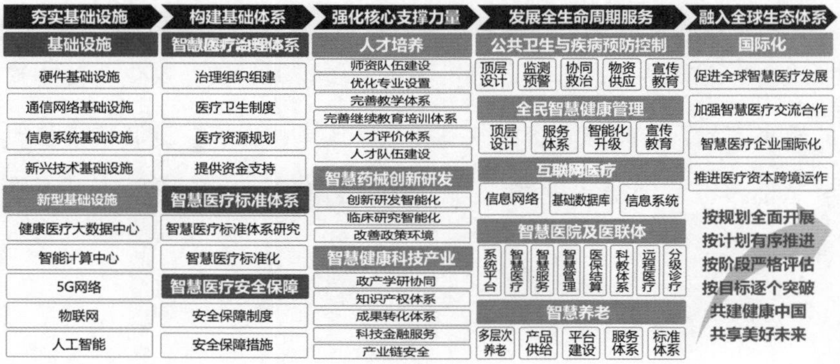

图 4-1 智慧健康医疗生态体系十年发展蓝图

和完善智慧健康医疗的基础体系，并且不断强化人才、药械、科技等核心支撑力量；其次，基于良好的基础设施、完善的基础体系和强大的核心力量，实现我国智慧健康医疗全要素、全流程、全链条的系统优化，以及全人群、全生涯、全维度的全域照护，最终实现优质、高效、经济的价值医疗；最后，基于国内智慧健康医疗建设和发展的经验和成果，积极参与全球智慧健康医疗建设，融入全球智慧健康医疗生态体系。

在"健康中国"智慧健康医疗生态体系建设具体工作开展的过程中，需要牢牢把握"智慧"这个核心，找准切入点启动体系建设工作，带动其他各项建设任务的开展，同时需要关注相互之间的依赖关系，有序推进全面建设和发展。首先，需要始终重视人工智能、大数据、机器人等高新技术对医疗、管理、服务的赋能，持续加强和完善智慧健康医疗技术在生命认知、医疗手段、药物研发等领域的融合应用，最终实现以精准医疗、精益管理、精诚服务为核心理念的智慧健康医疗生态体系。其次，以智慧医院建设为抓手，结合当前健康城市的发展理念和建设工作，推动医院智能化、数字化、移动化的变革和发展，驱动"健康中国"智慧健康医疗生态体系中相关领域和模块的革新和突破，以确保相关工作的顺利启动和落实。

最后,需要深入分析和了解"健康中国"智慧健康医疗生态体系中各部分之间的支撑和制约关系,有序推进各模块的建设工作,同时注重管理、模式等方面的创新,协调和平衡各模块之间的建设,以实现智慧健康医疗的最优化发展。

依据智慧健康医疗生态体系实施路线,逐步落实各项建设任务,通过完成各个阶段的建设目标,达成我国智慧健康医疗生态体系总体建设目标,如图4-2所示。第一阶段,完成智慧健康医疗治理体系、标准体系、安全保障体系的构建,确立智慧健康医疗的整体体系和机制;第二阶段,落实建设智慧健康医疗基础设施、建设智慧健康医疗新型基础设施、完善人才培养体系、增强智慧健康科技创新研发实力等工作,初步构建智慧健康医疗生态体系;第三阶段,通过推进一系列智慧健康医疗重点工程建设,持续创造智慧健康医疗生态体系的建设成效;第四阶段,形成以患者为中心、以健康为目标的健康医疗服务体系,提升全民健康水平。在我国智慧健康医疗生态体系建设的过程中,保持与国家"十四五"智慧健康医疗规划同步,完成智慧健康医疗短中长期建设工作,助力十年建设目标的达成,实现"健康中国"的大步发展(图4-2)。

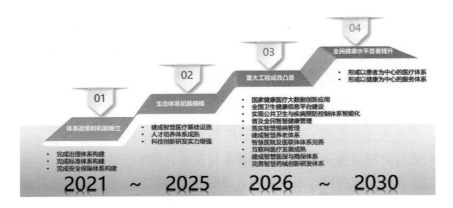

图4-2 面向"健康中国"的智慧健康医疗

智慧健康医疗建设，主要有以下 3 个层次。

一是助力"以健康为中心"的转向，让"健康促进"理念深入人心，推崇和促成健康生活、健康工作、健康管理的社会健康新风尚实现；

二是服务于新型健康医疗体系建设，助力打造国家层面的智慧健康医疗体系，以顶层设计推动智慧健康医疗发展，造福广大人民；

三是服务于"健康中国"远大蓝图，以科学合理的路线设计，助力 2035 远景目标中有关"健康中国"的美好构想顺利实现。

4.3
智慧健康医疗体系重大工程及创新示范应用建议

基于智慧健康医疗实现以人为本的最优化健康照护的目标，我们提出，在建设"健康中国"智慧医疗生态体系的过程中，必须以人民生命健康为落脚点，推动智慧健康医疗一系列重点工程的建设和落地，如图 4-3 所示，为人民创造和提供优质、高效、经济的健康医疗服务，全面提高人民的身体健康水平。

4.3.1 国家公共卫生与疾病预防控制体系重点工程

1. 创新应用工程目标

公共卫生与疾病防控体系的建设需要充分发挥医学、工学、理学等学科的优势，通过顶层设计推动医学、工学、理学等学科的交

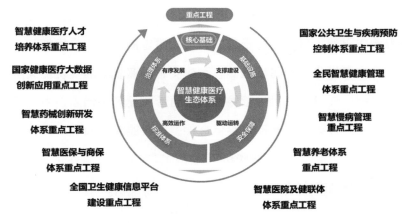

图 4-3 智慧健康医疗重点工程

叉融合，促进公共卫生与疾病防控领域的科技创新和突破，开辟和
打造高效的公共卫生与疾病防控新范式。一是学科交叉技术创新。
通过学科的交叉融合，充分发挥大数据、人工智能、物联网、5G 等
技术在公共卫生与疾病防控领域的作用，促进公共卫生领域的大数
据技术、人工智能技术、物联网技术等技术的融合创新，以技术驱
动公共卫生与疾病防控的创新发展。二是学科交叉应用创新。围绕
公共卫生领域的监测、预警、救治等重要环节和场景，探索学科交
叉融合的应用创新，打造公共卫生各个细分领域的创新应用示范，
通过学科交叉应用创新不断优化和革新公共卫生与疾病防控体系，
更好地应对突发公共卫生事件。

有效的公共卫生与疾病防控体系是我国卫生健康事业建设和发
展必不可少的一个重要板块。通过高新技术的赋能，有利于加速落
实"一案三制"顶层设计优化、智能化公共卫生监测预警平台搭建、
智能化应急防控体系建设、智能化应急救治体系建设、现代化应急
物资供应体系建设等方面的工作，建立国家公共卫生与疾病防控体
系。建成完备的重大传染性疾病的防控体系，进一步完善突发急性
传染病预警、监测、实验研究体系，在病原体快速诊断、生物防护

技术和疫苗研发方面取得较大进展，使突发急性传染病的响应时间和救治水平达到世界领先，重大传染病的控制率和治愈率得到显著提升，死亡率显著下降，总体上达到发达国家水平。加快传染病防控科技创新前瞻布局，推动传染病威胁的主动科技创新应对，开展新发、未知传染病威胁和病原体监测、预警、溯源研究，研发态势感知、风险决策需求与疫情预测建模技术。

2. 关键技术攻关任务及建设内容

（1）搭建智能化公共卫生监测预警平台。公共卫生监测预警是公共卫生与疾病防控体系中至关重要的一环，及时、准确、高效地收集、整理和分析疾病发生、传播和影响等数据，进行论证、评估和预测形成结论并及时发送和上报给相关的机构和人员，以及向社会公开发布相关的信息，对维护公共卫生安全非常关键。在公共卫生与疾病防控体系建设的过程中，需要充分发挥大数据、人工智能、互联网、移动互联网等高新技术的优势，整合医疗卫生、疾控、公安、学校、交通、海关、药监、第三方检验机构等多源数据实时汇聚，构建重大传染性疾病智慧化多点触发预警防控大数据平台，实现对全域人口主动监控，重点监控各类疑似传染病综合征、就诊购药记录、各类检查检验结果、机场口岸和医务人员等重点人群行动轨迹，解决漏报、瞒报等数据收集难点，提高数据收集的全面性、准确性和及时性，改善分析评估的准确度、灵敏度和效率，健全多渠道、多方式、网格化的监测预警机制，建成智能化的公共卫生事件监测预警数字化平台，从而提高对公共卫生事件的发现、研判和评估能力，保证相关信息科学准确、及时高效和透明规范地向社会发布，实现对公共卫生事件的及时发现预警和快速响应处置，将其危害和影响控制在最小范围内，更好地维护国家稳定和社会秩序。平台架构如图 4-4 所示。

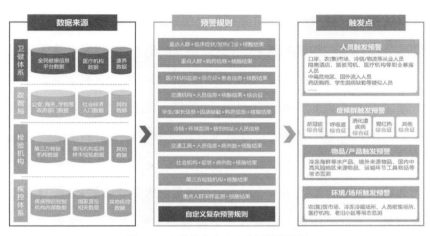

图 4-4　智能化公共卫生监测预警平台

（2）建设智能化应急防控体系。公共卫生应急防控体系是有效应对突发公共卫生事件的重要组成部分，充分结合大数据、人工智能、互联网等高新技术，建立和完善智能化的公共卫生应急防控体系，能够及时有效地控制突发公共卫生事件所带来的不良影响，防止危害蔓延。一方面是在突发公共卫生事件发生后，为了防止事态进一步扩大，需要采取紧急状态下的有效防控措施和手段，遏制突发公共卫生事件的暴发，将影响控制在最小范围内；另一方面是在突发公共卫生事件持续较长的时期内，需要实施常态化的防控措施，确保既能有效防止事态扩大，又可以保障人民正常的工作生活，以及维护正常的社会秩序。

（3）构建智能化应急救治体系。公共卫生安全的维护除了需要智能化监测预警平台的及时预警，防患于未然外，也需要智能化应急救治体系的及时救治，确保在公共卫生事件事发之后能够更好地挽救生命，确保人民群众的人身安全。利用大数据、人工智能、互联网、移动互联网等高新技术，建立医疗机构和公共卫生机构之间高效的信息共享、互联互通的机制，打通省、市、县、镇、乡等各级医疗机构和公共卫生机构的信息传输通道，赋能各级医疗机构和公共卫生机构,从而构建智能化的应急救治体系,是应对突发公共卫生事件、保护人民群众人身安全的重要手段。

（4）构建现代化应急物资供应体系。应急物资是在公共卫生事件事发后保护人民群众人身安全、维护国家稳定和社会秩序的有力保障,是应对突发公共卫生事件的基础支撑。在非常规状态下,做好充足的应急物资储备,并及时将应急物资配送给急需的机构和个人,能够确保应急救治等应急管理工作的正常开展,以及人民群众生活的稳定。一方面应急管理工作开展所需的材料、工具和设备等各类应急物资的正常供应,能够确保相关工作高效有序地开展,提高应急救治效率和效果的同时,也更好地保障了开展应急救治工作相关人员的人身安全。另一方面基本生活保障物资的正常供应,能够满足人民群众的日常生活所需,让他们能够维持正常的生活,从而保持社会的稳定和秩序。体系具体建设内容如图4-5所示。

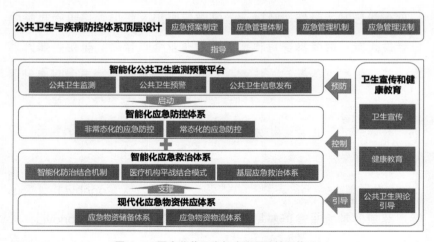

图4-5 国家公共卫生与疾病预防控制体系

3. 工程建设路线

国家公共卫生与疾病预防控制体系工程建设路线如表 4-1 所示。

表 4-1　国家公共卫生与疾病预防控制体系工程建设路线

建设目标	融合应用高新科技,构建中国特色的现代化国家突发公共卫生事件应急体系,有效保障人民的人身安全,维护正常的社会秩序,以及避免国家的经济损失		
举措建议及建设效果	**关键领域**	**举措建议**	**建设效果**
	公共卫生与疾病防控体系顶层设计	1. 应急预案制定和完善 2. 应急管理体制制定和完善 3. 应急管理机制制定和完善 4. 应急管理法制制定和完善 5. 应急科技创新和突破	充分结合高新科技,建成现代化的国家应急管理体系,为应对突发公共卫生事件提供有效的指导和参考
	公共卫生监测预警	1. 公共卫生监测功能完善 2. 公共卫生预警机制优化 3. 公共卫生信息发布方式健全	实现国家突发公共卫生事件监测预警和信息发布的智能化升级,提高监测预警的准确性和及时性,快速响应处理
	公共卫生应急防控体系	1. 完善非常态化的应急防控 2. 建立常态化的应急防控	实现国家对突发公共卫生事件的非常态化应急防控和常态化应急防控,有效控制事态蔓延,维护良好的社会秩序,保障人民正常的工作生活
	公共卫生应急救治体系	1. 建立智能化防治结合机制 2. 完善医疗机构的运行模式 3. 加强基层建设实施分级诊疗	建成高效、有序的国家应急救治体系,提高应急救治的效率和效果,全面保障人民的安全
	应急物资供应体系	1. 完善应急物资储备体系 2. 优化应急物资物流体系	建成完善、高效的国家应急物资供应体系,保障应对突发公共卫生事件时的物资供应
	卫生宣传和健康教育	1. 完善卫生宣传和健康教育 2. 加强公共卫生舆论引导	全面提高全民的突发公共卫生事件预防和应对的知识和意识,充分发挥群众组织的力量

4. 标志性创新成果

优化公共卫生应急体系。通过整合医疗卫生、疾控、公安、学校、交通、海关、药监、第三方检验机构等多源数据实时汇聚，构建重大传染性疾病智慧化多点触发预警防控大数据平台，实现对全域人口主动监控，重点监控各类疑似传染病综合征、就诊购药记录、各类检查检验结果、机场口岸和医务人员等重点人群行动轨迹，解决漏报、瞒报等数据收集难点。同时借助大数据技术、区块链技术、人工智能技术，提高实时数据分析和科学研判能力，多维度精准了解实时传播情况，能够及时研判趋势发展和风险控制，快速生成风险评估报告，完成应急预案制定和多部门联动处置，提升公共卫生应急管理水平。

持续支撑平战结合的全民健康管理体系。借助以上建设，还可实现多种传染性疾病的监测预警、非传染性慢性病健康管理、居民健康危险因素的长期监控、全民健康电子护照等公共卫生体系的学术研究、科研转化等目的，助力全民健康管理和健康中国战略目标的实现。

强化对尖端生物科技研发应用和全球公共卫生战略的科学传播。将科学传播、公众参与、社会伦理法律等纳入前沿生物科技研究决策和全球公共卫生战略制定过程，传播前沿生物科技知识和政策，防范科学研究或新生物技术工具应用中可能产生的新流行病风险和其他严重后果。将严格规范科研行为与保护科研人员的积极性相结合，培养高素质的潜在创新人力资源，凝聚社会共识、激发社会活力，为公共政策落地形成良好社会氛围和合力。

4.3.2 全民智慧健康管理体系重点工程

1. 创新应用工程目标

全民智慧健康管理体系重点工程是"健康中国"智慧医疗生态体系的重要组成部分，通过全民参与、合力共建，逐步提高人民群众的健康水平，助力"健康中国"宏伟战略目标的实现。随着我国经济社会的发展，我国的医疗卫生事业逐渐进入新的发展阶段，也迎来了新的变化和挑战。一方面，由以医院为中心向以患者为中心转变，更加强调和重视患者的个性化情况、需求期望和决策参与，为患者提供便捷、高效、贴心的医疗服务。另一方面，以治病为中心向以健康为中心转变，倡导重预防、治未病、保健康，以人民健康为目标，从健康管理着手，提高全民的身体综合素质，减少疾病发生的概率，提升全民的生活质量和幸福水平。这也是"健康中国"发展战略的核心要旨，坚持以人民为中心，以提高健康水平为核心，全方位、全周期维护和保障人民健康，为全面建成小康社会和实现中华民族伟大复兴提供坚实健康基础。

2. 关键技术攻关任务及建设内容

全民智慧健康管理体系包含了居民健康水平的检测、健康干预方案的制定、健康产品的供应等一系列健康管理的核心内容，如图4-6所示，需要高效的系统平台、丰富的产品供应、完善的服务体系和成熟的服务机构等的有力支撑，环节众多，场景复杂，因此，清晰、完善的顶层设计对于有序、高效地推进全民智慧健康管理体系建设尤为重要。一方面，通过顶层设计构建全民智慧健康管理体系的整体框架，确定全民智慧健康管理体系的组织形式，以及各自的权力与责任，能够清楚知悉体系内的主要参与者，以及相互之间的关系和各自负责的主要工作，为体系的建设和运转提供基础的组织条件。另一方面，通过顶层设计推动相关法规、制度、标准的制定，规范和指导全民智慧健康管理体系的建设和发展，做到有据可依、有章可循。

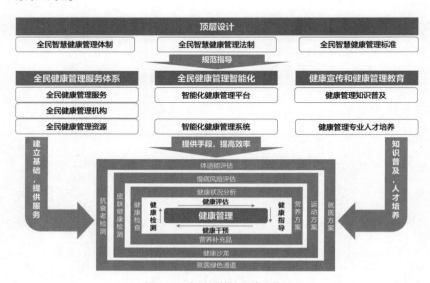

图 4-6　全民智慧健康管理体系

3. 工程建设路线

全民智慧健康管理体系工程建设路线如表 4-2 所示。

表 4-2　全民智慧健康管理体系工程建设路线

建设目标	构建全方位、全周期、智能化的全民健康管理体系，全面提高人民的健康水平，为实现人民健康长寿、全面建成小康社会奠定良好基础和提供有效手段		
举措建议及建设效果	关键领域	举措建议	建设效果
	全民智慧健康管理体系顶层设计	1. 完善全民智慧健康管理体制 2. 健全全民智慧健康管理法制 3. 建设全民智慧健康管理标准	构建严谨、标准的体系方案，指导全民智慧健康管理的建设和发展
	全民健康管理服务体系	1. 推动全民健康管理服务供给侧改革 2. 推进全民健康管理服务机构建设	建成完善的全民健康管理服务体系，满足人民全方位的健康管理服务需求

续表

举措建议及建设效果	全民健康管理智能化升级	1. 发展智能化健康管理平台 2. 促进健康管理服务智能化	实现全民健康管理的智能化，提高健康管理的效率和效益
	全民健康宣传和健康管理教育	1. 促进健康管理教育普及 2. 培养健康管理专业人才	全面提高人民的健康管理意识和知识，以及满足健康管理的人才需求

4. 标志性创新成果

随着大数据、人工智能、5G 等新兴技术的发展，在推动我国全民健康管理建设时，尤其需要将这些技术融合到全民健康管理的场景当中，实现健康管理的移动化、数据化、智能化，不断提高其智能化水平。一方面，融合信息化、大数据、移动互联网等技术，建设和发展智能化健康管理系统平台，通过健康管理系统平台实现健康医疗数据的采集、存储、分析，从而为居民提供个性化的健康检测服务，同时推动健康管理平台的移动化发展，实现健康管理服务的随时、随地可触达。另一方面，推动人工智能等技术与健康评估、健康指导、健康干预等服务场景的融合，不断提高健康管理服务各个环节的智能化水平，为居民提供精准、高效的健康管理服务。

（1）发展智能化健康管理平台。智能化健康管理平台是支撑智能化专业健康管理服务落地的主要载体，充分利用现有的健康医疗卫生系统平台，结合大数据、人工智能、移动互联网、物联网等新兴技术，推动智能化健康管理平台的建设，是实现我国全民智能健康管理的重要手段。一是建设全民健康信息平台。一方面，通过平台建设实现居民电子健康档案、居民电子病历、全员人口信息的共建共享，为全民智能健康管理开展奠定良好的数据基础；另一方面，通过平台建设打通国家、省、市、县等各级健康管理机构和各级不同健康管理机构之间的系统互联互通，实现全域健康数据的统一管理。二是推动智能化健康管理平台建设。依托全民健康信息平台，构建以物联网、移动互联网、云计算、大数据、人工智能等为基础的数据收集、综合健康评估和健康管理服务的信息化、移动化、远程化、智能化健康管理平台，实现个人健康数据的实时采集、个人健康指标的精准研判和动态监测预警、个人健康水平的实时跟踪、综合评价与管理建议、重大及恶性疾病的检测预防与干预、远程医疗与在线会诊、健康管理知识的宣传与教育、与健康管理专家及相关群体的互动交流等功能。三是开展智能化健康管理平台试点应用示范。通过智能化健康管理平台的试点应用，不断积累应用实践经验，根据应用的实际情况，持续优化和完善平台的功能和服务，形成可复制、可推广的平台应用示范，为全面建设和推广奠定良好基础。清华园师生员工约5万人，其中教工及其家属约2万人，人口稳定，老龄化人口多。可根据清华园的实际情况，结合智能化健康管理平台的建设和发展，利用手环、便携式心电仪等可穿戴设备，开展社区试点，进行追踪和研究，打造应用示范。

（2）促进健康管理服务智能化。紧跟健康科技发展潮流，逐步扩大数字化医疗设备配备，探索发展便携式健康数据采集设备，与物联网、移动互联网融合。同时制定相关信息数据标准，推动实现健康数据采集、存储、应用，从源头到终端闭环式管理，促进健康管理大数据共建共享，加强大数据、人工智能等新兴技术的融合应用，不断提升自动化、智能化健康管理服务水平。一是加强健康医疗数据集成共享。基于云存储与云计算的分布式数据库集成技术，通过标准化建设，将可携带式健康设备、健康体检指标档案、电子病历等不同来源的健康数据汇聚到统一的云数据平台中，以供健康管理的各个业务流程、业务主体所共享使用，进而实现健康管理的全流程统一支持和协同服务，构建健康预防、监控、评估、干预与促进于一体的健康管理体系，为开展全面的健康管理提供数据支撑。二是实施精准的长期动态健康信息监控。通过完善的健康管理平台，长期采集平时的个体健康记录或感知信息、每次体检的指标数据、每次就医的门诊及治疗信息、康复记录等数据，从而掌握精准的健康状态信息，并给出健康状态的长期变动趋势信息，为个性化的、科学的健康管理提供准确的信息支持和决策依据。三是构建便捷的在线健康管理服务。通过构建功能完善的健康管理平台，集成健康管理与医疗服务，集健康档案、电子病历、智能健康评估、改善方案智能推荐、智能化医疗会诊等于一体，使预防与干预过程更加密切和协调，为公众提供更加便捷的在线智能化健康管理服务。

4.3.3 智慧慢病管理重点工程

1. 创新应用工程目标

目前我国重大慢病的防控形势仍不容乐观，随着人民生活水平的提高，心血管疾病、糖尿病等重大慢病的发病率和病死率呈持续上升趋势，疾病知晓率、治疗率和控制率低，且呈明显的区域不平衡性。为实现重大慢病发病率和死亡率显著下降，提高医疗资源的利用效率和公平性，应着重研究如何优化重大慢病的长期管理模式。从体制上，应坚持目前医疗改革的方向，逐步完善三级医疗配置，加大基层医疗及社区的医疗资源投入，加强健康档案信息的互联互通，同时，加大商业保险在重大慢病防治中的参与度，进一步整合资源、优化配置。在工程技术方面，着重发展智能可穿戴设备、人体生物信号采集与智能识别技术；加大医疗大数据的分析利用效率，开发基于日常健康数据的风险预警和治疗决策辅助系统；加强基因组学、蛋白组学、代谢组学等方面的研究，发现新的病理生理机制和干预靶点。慢病管理模式的变革将使我国重大慢病患者的病死率明显下降，其中心血管等慢病死亡率出现拐点。在5G、人工智能、物联网、可穿戴式智能诊疗设备等技术的加持下，重大慢病的管理将从以医院为中心逐渐向以社区、家庭为中心下沉，疾病的知晓率、治疗率和控制率得到明显提高。

展望未来，我国将建成完备的重大传染性疾病的防控体系，进一步完善突发急性传染病预警、监测、实验研究体系，在病原体快速诊断、生物防护技术和疫苗研发方面取得较大进展，使突发急性传染病的响应时间和救治水平达到世界领先地位，重大传染病的控制率和治愈率得到显著提升，死亡率显著下降，总体上达到发达国家水平。

2. 关键技术攻关任务及建设内容

全球在疫情防控方面面临着诸多严峻挑战。旧传染病的持续存在、一度得到控制的传染病死灰复燃、新传染病不断出现、已知病原体的耐药性急剧增加等，都需要加快传染病防控科技创新前瞻布局。从长远来看，国际社会对传染病疫情防控还存在许多漏洞、软肋，必须将科技支撑作为保底手段，转变理念，持续加大传染病防控创新力度。美国、英国等先后发布《国家生物安全战略》以及有关《国家健康安全战略》《全球健康安全战略》等，顶层设计统筹科技研发。

针对新发传染病暴发和传播链条的关键环节，明确疫情防控各节点重大需求，研发攻关对策和防控模式，努力争取最好的结果。疫情防控技术包括风险预警需求与生物安全事件监测技术，态势感知、风险决策需求与疫情预测建模技术，切断传播链条需求与暴露人群的快速可靠诊断技术，应急医疗需求与医疗对策快速生产部署技术，战略安全形势研判需求与综合集成研讨技术等。

3. 工程建设路线

推动传染病威胁的主动科技创新应对。牢牢把握新生物科技变革机遇，完善国家生物安全协调机制，审慎调整科技政策、科技防控和对外科技合作职责分工与协作，平衡收益和风险，部署生物技术尖端技术开发和基础研究，将现有的重大传染病疫情应对机制从观察观测和被动应对，逐步转型到主动预测、主动干预。加强灾难性传染病风险评估，解决系列科技卡脖子问题，提供更快、更有效的医疗应对物质手段、技术装备和理论策略，加快适宜性技术推广，将可能的大规模疫情危害降到最低。开展更为广泛的传染病国际科技合作，推动"中非彩虹计划"等重大科技计划落地。

4. 标志性创新成果

（1）促进智慧慢病管理生态的发展成熟。随着我国智慧慢病管理的持续发展，智慧慢病管理的产业链不断完善，逐步形成以智慧慢病管理平台为核心，通过患者相关数据的收集、监测、分析，提供慢性病的筛查、管理和治疗等慢病管理服务的产业生态。在智慧慢病管理的产业生态中，智慧慢病管理平台是关键，整合医师、药企、药店等医疗资源、连接慢病管理的供给方和需求方，打通智慧慢病管理各个环节，实现产业生态的闭环。目前，我国的智慧慢病管理的主要作用集中在利用互联网技术实现各方的连接，让患者可以随时随地享受便捷的智慧慢病管理服务，在真正的智能化方面发展还不成熟，需要着力促进大数据、人工智能、5G、可穿戴设备等技术与慢病管理的深度融合应用，不断提高智慧慢病管理的智能化水平，推动产业生态内各个领域的快速发展和深度整合，实现一站式的智慧慢病管理，如图 4-7 所示。

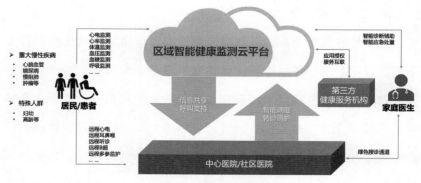

图 4-7 智慧慢病管理

（2）智慧慢病管理的医疗服务质量提升。我国慢性病患者基数庞大，慢病管理的需求也持续增长，市场规模不断扩大。随着智慧慢病管理的出现和发展，除原有的慢病管理机构不断开展自身的数字化转型、发展智慧慢病管理之外，医药企业、医疗器械企业、互联网企业等各个行业的企业也基于自身在特定领域积累的优势，越来越多地切入智慧慢病管理领域，为患者提供智慧慢病管理服务，随之而来的是智慧慢病管理行业的竞争越来越激烈。如何在智慧慢病管理行业快速发展的阶段脱颖而出、不断建立竞争优势，是智慧慢病管理企业需要思考的重要命题，而通过技术的研发、学科的建设和优质医疗资源的整合，持续提升智慧慢病管理的服务水平和服务质量，是其中的关键所在，也是通过智慧慢病管理提高人民身体健康水平的保障。

4.3.4 智慧养老体系重点工程

1. 创新应用工程目标

通过智慧养老服务和不同场景的融合，建立智慧机构养老、智慧社区养老、智慧居家养老等不同养老模式，构建多层次的智慧养老体系，为不同需要的老年人提供不同的智慧养老服务，是我国智慧养老体系建设的重要任务。在我国的养老体系中，机构、社区、家庭是重要的主体，扮演着不同的角色。养老机构是为老年人群建立的专业养老场所，通过专业的设施、设备和人员等为老年人群提供专业的养老服务，老年人群可以在养老机构内享受到起居饮食、社交娱乐等一系列的服务。社区则是社区养老的重要依托，基于社区建设服务老年人群的设施和引入专业化的养老服务方式，为社区老年人群提供照料护理、文化娱乐等服务。家庭是居家养老的重要场所，让老年人群能够在不离开家庭的情况下，通过专业服务人员上门服务的形式，实现个人居家养老。通过三者的有机结合，并与智慧养老服务的深入融合，实现我国老年人群的个性化智慧养老。

　　智慧养老体系的建设能够更好地满足我国日益增长和多样化的养老需求，为老年人群提供更加个性化的养老服务，提高我国的养老品质。如图4-8所示，建设我国全方位、智能化、现代化的养老体系，形成机构、社区和居家等多层次的智慧养老模式，以及包含各类养老服务的产业体系，充分满足我国老年人群的养老需求。具体需要落实多层次智慧养老体系建设、智慧养老服务产品供给体系完善、智慧养老平台建设、智慧养老服务体系健全、智慧养老标准体系建立等方面的工作。通过智慧养老的建设和发展，一是可以提高养老品质，更好满足老年人生理和心理的需求，享受更好的养老服务。二是智慧养老新的模式、方法、技术、产品等可以提高养老服务的效率，有效利用有限资源满足更多的养老需求。三是利用大数据、人工智能等技术，可以更好地掌握每一位老人的情况，从而提供相应的服务，使养老更加个性化。

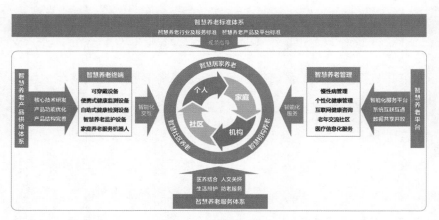

图 4-8　智慧养老体系

2. 关键技术攻关任务及建设内容

　　智慧养老体系涉及人工智能、物联网、云计算、大数据等新一代信息技术和智能硬件等产品在养老服务领域的深度应用，因此在推动我国智慧养老体系建设过程中需要不断加强相关技术的研发。一是在智能硬件设备方面，需要发展适用于智能健康养老终端的低功耗、微型化智能传感技术，室内外高精度定位技术，大容量、微型化供能技术，低功耗、高性能微处理器和轻量操作系统，加强健康养老终端设备的适老化设计与开发，突破适用于健康管理终端的健康生理检测、监测技术。二是在系统平台方面，需要推动健康管理平台、养老服务平台、医疗服务平台等平台的突破和迭代，支持大容量、多接口、多交互的平台集成设计。三是在大数据技术方面，推进健康状态实时分析、健康大数据趋势分析等智能分析技术的发展，加快老年人健康生理指标智能分析产品的革新。四是在安全保障方面，加大对智慧养老平台安全技术研发和成果转化的支持力度，加快制定智慧养老平台安全相关政策和标准，强化应用过程中用户信息和数据安全保护。

3. 工程建设路线

智慧养老体系工程建设路线如表 4–3 所示。

表 4–3　智慧养老体系工程建设路线

建设目标	建设我国全方位、智能化、现代化的养老体系，形成智慧机构养老、智慧社区养老和智慧居家养老等多层次的养老模式，以及包含各类养老服务的产业体系，充分满足我国老年人群的养老需求		
	关键领域	举措建议	建设效果
举措建议及建设效果	多层次智慧养老体系建设	1.智慧机构养老建设 2.智慧社区养老建设 3.智慧居家养老建设	建成我国多层次的智慧养老体系，满足老年人群的机构、社区、居家等多种养老需求
	智慧养老服务产品供给体系	1.加强核心技术研发 2.推动产品功能优化 3.完善产品结构体系	建成我国完善、强大、自主可控的智慧养老服务产品供给体系，支撑我国智慧养老服务的发展
	智慧养老平台建设	1.推进智能化服务平台建设 2.促进智慧养老系统互联互通和数据共享开放	建成我国智能化的养老服务平台，实现养老服务的数字化、移动化和智能化
	智慧养老服务体系	1.发展多样化智慧养老服务 2.促进医养结合发展 3.强化智慧养老的人文关怀 4.推动防老服务发展	建成我国完善的智慧养老服务体系，全方位满足老年人群的各类养老服务需求
	智慧养老标准体系	1.健全智慧养老行业服务标准 2.完善智慧养老产品及平台标准	完成我国智慧养老的服务、产品和平台等标准的制定，为智慧养老产业发展提供指导和参考

4. 标志性创新成果

（1）推进智能化服务平台建设。充分利用互联网、物联网、大数据等信息技术手段建设智慧养老服务平台，实现资源的精准配置和数据的快速收集，并整合各类资源，根据老人的养老需求订制养老服务，能够在提高社会养老资源利用率的同时满足老人的多元化需求。一是智慧居家养老平台建设。推动包含健康信息模块、健康评估模块、健康咨询模块、医疗救护模块、护理提示模块等功能模块在内的智慧居家养老平台建设，对接各级医疗机构及养老服务资源，为老年人提供智慧养老服务。二是智慧社区养老平台建设。推动包含身体健康检测系统、综合服务系统、志愿储蓄系统、评估监督系统等功能系统在内的智慧社区养老平台建设，建立老年健康动态监测机制，整合信息资源，为社区老年人群提供社区养老服务。三是智慧机构养老服务平台建设。推动包含养老院管理系统、医护子系统等系统在内的智慧养老机构服务平台建设，实现养老机构的智能化改造和升级。四是智慧养老大数据平台建设。发展健康养老数据管理和智能分析系统，实现健康养老大数据的智能判读、分析和处理，提供便捷、精准、高效的健康养老服务。

（2）促进系统互联互通和数据共享开放。智慧养老系统的互联互通和数据的共享开放可以有效提高信息的利用效率和数据的应用效益，是智慧养老体系建设的重要任务。一是促进智慧养老系统的互联互通。充分利用现有健康信息、养老信息等信息平台，基于区域人口健康信息平台，建设统一规范、互联互通的健康养老信息共享系统，实现老人信息、老人服务需求信息、社会提供资源等各方面信息的共享，积极推动各类健康养老机构和服务商之间的信息共享、深度开发和合理利用。二是推动养老数据的共享开放，在确保信息安全、个人隐私的前提下，逐步实现老年人群的健康数据、医疗数据、活动数据、社交数据、需求数据等各类数据的共享开放，开展智慧养老大数据的深度挖掘与应用，从而不断推动智慧养老体系的优化和完善。

4.3.5　智慧医院及健联体体系重点工程

1.　创新应用工程目标

智慧医院建设的核心环节是通过大数据、人工智能、物联网等新兴技术提高医院的诊疗水平，从而为患者提供更好的医疗服务。基于临床系统、医技系统、护理系统等信息化系统建设，通过进一步的互联网、物联网等建设，充分利用大数据、人工智能、5G 等技术，对医院的临床、医技、护理等环节进行优化和升级，不断提高临床、医技、护理等环节的智能化水平，为医务人员的诊断、治疗和护理等工作提供更好的支持，全面提高医院的诊疗效率和质量，以及整体的服务水平。临床、医技、护理等环节的智能化升级既是智慧医院建设的重点，也是智慧医院建设的难点，需要长期持续的推进和不断的优化。

2.　关键技术攻关任务及建设内容

智慧医院及健联体体系的建设能够提高医疗、服务、管理、科教和协作的水平，有效地利用医疗资源，解决人民群众看病难、看病贵、看病难等问题。如图 4-9 所示，需要全面开展医疗信息系统及大数据平台建设、医院诊疗的智能化升级、患者就诊智能服务体系搭建、现代化医保支付和结算体系建设、医院智能化管理水平提升、医院现代化科教体系建设、远程医疗服务体系建设、现代化分级诊疗体系建设等方面的建设工作。智慧医院集成智慧医院管理系统、智慧医疗系统、智慧服务系统，连接智能设备，通过互联网连接协作单位、管理人员、医护人员、患者等角色，实现全方位促进医疗工作协同和信息互联互通。通过移动互联网平台实现财务共享、人员多点执业、服务共享，智慧医院的在线化、移动化将在智慧医院管理中发挥巨大作用，缩短管理流程，提高管理效率，帮助大家逃离繁重的事务性工作，聚焦医院管理水平的高质量发展。智慧健联体体系以实现"防大病、管慢病、治急症、促健康"为目标，以社区居民健康为中心，以区域医疗卫生机构为主体，构建覆盖全人群、全生涯、全维度健康医疗服务的整合式健康管理与医疗照护联合体。借助数字健康和智能医疗技术的高效赋能，整合包括社区医院、社区卫生站、家庭医师等在内的社区医疗资源，形成整合式智慧健联体。利用人工智能、大数据等新一代信息技术，深度融合健康医疗实践，聚焦心脑血管疾病、糖尿病、呼吸睡眠等典型慢病管理，构建覆盖"预防—早筛—诊断—治疗—随访—康复"全流程的健康服务体系，打造全新的区域化大健康生态体系。

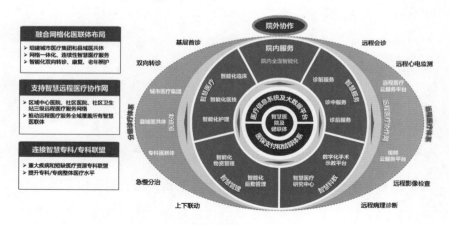

图 4-9　智慧医院及健联体体系

3. 工程建设路线

智慧医院及健联体体系工程建设路线如表 4-4 所示。

表 4-4　智慧医院及健联体体系工程建设路线

建设目标	建设集智慧医疗、智慧服务、智慧管理、智慧科教于一体的现代化医院，以及运用高新科技整合共享区域医疗资源的医疗联合体，实现优质医疗资源有效释放和方便人民就医问诊

续表

关键领域	举措建议	建设效果
医疗信息系统及大数据平台建设	1.加强医疗信息系统互联互通 2.完善大数据平台建设	实现医疗机构信息系统的互联互通,以及医疗数据资源的共享利用
医院诊疗的智能化升级	1.促进临床智能化发展 2.提高医技平台智能化水平 3.完善医院智能化护理体系	建成智能化的临床、医技、护理体系,实现医疗机构诊疗的智能化、自动化
患者就诊智能服务体系	1.完善诊前服务 2.优化诊中服务 3.改善诊后服务	建成覆盖诊前、诊中、诊后的智能化患者就诊服务体系,提升患者就诊的效率和体验
现代化医保支付和结算体系	1.建设统一智慧医保结算平台 2.促进医保创新和商保发展	建成统一的医保支付和结算体系,以及成熟的商业保险体系,为全国人民享受健康医疗服务提供有力的资金保障
医院智能化管理	1.加强智能化物资管理建设 2.建设智能化后勤管理体系	建成智能化的医疗机构管理体系,实现内部的精益管理
医院现代化科教体系	1.建设智慧健康医疗研究中心 2.搭建医院数字化手术示教平台	建成医疗机构的现代化科教体系,实现医疗科研和教学的智能化升级
远程医疗服务体系	1.建设远程医疗协作网 2.促进远程医疗服务开展	建成智能化的远程医疗服务体系,实现全国远程医疗全覆盖和服务的全面开展
现代化分级诊疗体系	1.完善健联体建设 2.完善专科健联体建设 3.搭建互联智慧分级诊疗体系	完成健联体、专科健联体的全面建设,以及高新科技的融合应用,实现全国分级诊疗的升级和完善

(左侧竖排:举措建议及建设效果)

4. 标志性创新成果

(1)搭建互联智慧分级诊疗体系。充分利用大数据、互联网、5G 等技术,推动区域医疗机构的互联互通,建设互联智慧分级诊疗平台，助力"基层首诊、双向转诊、急慢分治、上下联动"分级诊疗模式的实现。在确保信息安全前提下，促进区域医疗机构的互联互通和数据共享，建设影像、检验、心电、病理等数据中心，推动检查检验等数据共享和结果互认、患者分诊和转诊等信息互通。建设和完善互联智慧分级诊疗平台，支撑医疗数据共享、患者分诊转诊、远程会诊、医疗质量监控等工作的开展，为患者提供方便、高效、优质的医疗服务。

（2）建设远程医疗协作网。由委属（管）医院、高校附属医院、省直属医院和妇幼保健院等作为主要牵头单位，与基层、偏远和贫困地区的医疗机构建立远程医疗服务网络，建立和完善省－市－县－乡－村五级远程医疗协作网。加快推进"互联网＋健康医疗"的建设和发展，推动 5G 网络、医疗专网、远程医疗云服务平台和视频云服务平台的建设和优化，为发达地区大医院利用 5G 网络、医疗专网等开展远程医疗服务提供可靠支持，实现全国偏远贫困地区医院远程医疗全覆盖，为医疗资源纵向流动提供渠道。

（3）建设智慧健康医疗研究中心。充分利用诊疗过程中积累的海量健康医疗数据，结合大数据、人工智能、云计算等技术，建设智慧健康医疗研究中心，促进医院科研能力提升和科研成果转化。建立医工科研大数据平台，提供健康医疗数据采集、存储和挖掘分析等服务，提高医学研究人员开展科学研究的便利性，支撑医院的科学研究和科技创新，促进医学科研课题研究、医学大数据应用研究、人工智能应用研究、疾病诊疗研究等医学科研的开展，推动医学科研的发展和进步，为智慧健康医疗建设提供有力支撑。

（4）搭建医院数字化手术示教平台。利用 AR/VR、互联网、5G 等技术，搭建数字化的手术示教平台，实现医院手术示教的网络化、远程化，改善医院手术示教的模式，扩大医院手术示教的范围，提高高质量手术示教的可及性，培养更多的医疗人才。通过医院数字化手术示教平台的搭建，摆脱传统手术示教模式在时间、空间、人数上的限制，受训人员可以在任何地点通过计算机、平板电脑、手机等设备远程接受实时手术教学，解决现场手术观摩空间狭窄、人数受限、交叉感染风险等问题，同时保障手术室内无菌要求，减少对现场患者正常治疗的影响。

（5）建设智能化后勤管理体系。利用人工智能、物联网、移动互联网等技术，改造医院的建筑、安防、后勤服务等，促进医院后勤管理体系的智能化升级，推动智慧医院的建设和发展。一是建设智慧楼宇。推动医院楼宇的智能化改造升级，实现医院空调、给排水、供配电、照明、电梯等系统的实时监控和智能化管理，提高医院建筑的管理水平，降低设备故障率和能源消耗，减少维护及营运成本，延长设施设备的寿命和保障医院建筑整体的稳定、安全运转。二是发展智慧安防。针对医院挂号大厅、候诊大厅、手术室、急诊室、ICU、停车场等不同空间，安装相应的监控相机和系统，提供高清化、网络化、智能化等监控服务，实现医院空间的全面监控，为医院的人员、财产安全提供有力保障。三是构建智慧后勤服务体系。推动医院医疗设备管理、消毒供应中心、综合服务中心等后勤服务环节在线化、移动化、智能化升级，提高医疗设备全生命周期管理、医疗器械清洗消毒流转可追溯闭环管理、医院内部综合服务等后勤服务的水平。

4.3.6 全国卫生健康信息平台建设重点工程

1. 创新应用工程目标

2020年新冠肺炎疫情防控期间，网络基础设施和数据服务设施为全球抗击疫情起到了重要支撑作用。例如，信息化助力我国抗击新冠疫情取得了重大胜利，全国统一领导、上下一心、快速响应，覆盖全国城乡互联互通的网络基础设施支撑疫情防控数据监测和分析平台，实现态势感知、流调分析、疫情通报、决策支持、资源调度等。2020 年，国家卫生健康委办公厅发布《加强信息化支撑新型冠状病毒感染的肺炎疫情防控工作》的通知，强调要"强化数据采集分析应用，积极开展远程医疗服务，规范互联网诊疗咨询服务，深化'互联网 +'政务服务，加强基础和安全保障"。在新形势下，推动互联网医疗，加强信息化支撑，构建国家卫生健康网络基础设施和数据服务设施建设成为重要方向。

2. 关键技术攻关任务及建设内容

根据国家卫生健康信息化特别是 2020 年新冠疫情的重大需求分析，需要在前期国家卫生健康信息基础设施总体方案的基础上，构建重点包括"一网两库两系统"的新时期全国卫生健康信息平台，如图 4–10 所示。"一网"是覆盖全国的国家卫生健康信息网络，"两库"是指"国家全民电子健康档案"和"国家全民电子病历"两个基础数据库，"两系统"是指全国统一的"全民疫情防控（行程）管理系统"和安全可信的"全国高效实时交互医疗系统"。通过构建"一网两库两系统"的新时期全国卫生健康信息平台，建成拥有全国 14亿人口健康档案战略性资源的数据体系和全国医疗单位安全共享电子病历体系，以及全国疫情防控（行程）管理系统和全国高效实时交互医疗系统，将会更好地支撑"互联网 + 卫生健康"重要应用，包括公共卫生应急响应、远程医疗普惠服务、医养结合养老服务等，从而满足新时期实施健康中国的发展需求，推动实现"人类卫生健康共同体"的宏伟目标。

构建"一网两库两系统"

- ➤ **国家卫生健康重要信息系统**
  - 全民疫情防控行程管理系统（全国统一）
  - 全国高效实时交互医疗系统（共享访问）
- ➤ **国家卫生健康重要基础数据库**
  - 国家全民电子健康档案基础数据库（全国14亿人口）
  - 国家全民电子病历基础数据库（全国医疗机构建立）
- ➤ **国家卫生健康网络基础设施**
  - 国家卫生健康信息网络（覆盖全国）

建设新时期国家卫生健康信息基础设施

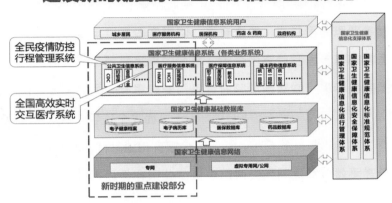

图 4-10　全国卫生健康信息平台

通过构建"一网两库两系统"的新时期国家卫生健康信息基础
设施，采用 IPv6 技术建成自主管理并与公网互联互通的国家卫生健
康信息网络，建成拥有全国 14 亿人口健康档案战略性资源的数据体
系和全国医疗单位安全共享电子病历体系，以及全国疫情防控（行程）
管理系统和全国高效实时交互医疗系统，将会更好地支撑"互联网 +
卫生健康"重要应用，包括公共卫生应急响应、远程医疗普惠服务、
医养结合养老服务等，从而满足新时期实施健康中国的发展需求，
推动实现人类卫生健康共同体的宏伟目标。

3. 工程建设路线

全国卫生健康信息平台工程建设路线如表 4–5 所示。

表 4–5　全国卫生健康信息平台工程建设路线

建设目标	贯彻落实"健康中国"和"网络强国"发展战略,构建以"一网两库两系统"为主的"新时期国家卫生健康信息基础设施",支持公共卫生应急响应、远程医疗普惠服务、医养结合养老服务等领域的"互联网 + 卫生健康"重要应用落地		
举措建议及建设效果	关键领域	举措建议	建设效果
	国家卫生健康信息网络	1. 国家级主干网建设 2. 国家级主干网节点的接入网建设 3. 城域网建设	建成和完善三级结构的国家卫生健康信息网络,实现为全国"互联网 + 卫生健康"的应用落地提供先进可靠、安全可信的网络支撑
	国家卫生健康重要基础数据库	1. 建设国家全民电子健康档案基础数据库 2. 建设国家全民电子病历基础数据库	建成和完善全民卫生健康基础数据资源库,实现全国卫生健康数据资源的共享,支撑全方位全周期健康医疗服务落地
	国家卫生健康重要信息系统	1. 建设全民疫情防控行程管理系统 2. 建设全国高效实时交互医疗系统	建成和完善全国统一互认、互通共享的卫生健康重要信息系统,实现全国范围的高效防疫和健康医疗服务的开展

4. 标志性创新成果

（1）建成国家卫生健康信息网络。国家卫生信息网络具有三级结构,如图 4–11 所示。国家级主干网作为一级网络,该网络从中央（国家中心）连接至各省级行政区（省中心）。由中央投资,建议采用专网形式构建。国家级主干网节点的接入网作为二级网络,该网络从各省（省中心）连接至其管辖的地市级行政区（地市中心）。由地方投资,建议从地市采用专线或虚拟专线（逻辑上独立的传输信道）

接入省节点。城域网作为三级网络,该网络从各城市连接至其管辖的城市医院、社区医院和医保机构,以及区县(医院)–乡镇(卫生院)–村(卫生室)。由地方投资,可直接基于公共网络搭建,有条件的情况下建议采用专网或虚拟专用网的形式搭建。在需要的情况下,大型医院可以直接接入一级网络。

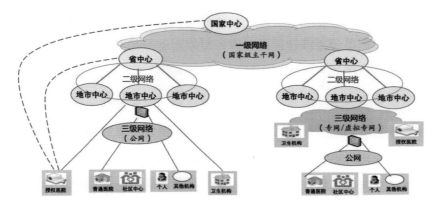

图 4-11　国家卫生信息网络层次结构图

（2）建立和完善国家卫生健康重要基础数据库

1）建设国家全民电子健康档案基础数据库。考虑到全民电子健康档案是国家重要战略性资源,建议由国家投资,采用集中与分布相结合的建设方案,在全国 31 个省按统一标准建设省级电子健康档案数据中心,作为国家战略资源存储和防护,如图 4-12 所示。部级(国家)数据中心建在卫健委,存放全国人口健康档案的摘要和索引。此外,对有条件的省,可以向下采用集中式与分布式相结合建设方案,建设地市级数据中心,存放本市、实时更新的健康档案数据,并定期(如每日晚 12 时)对省级数据中心存放的主数据进行数据更新。对数据中心的访问应该采用内外有别的原则。只有国家卫生信息网络主干网的直接接入用户(政府机构和授权医院)可以直接访问数据;其他用户只能通过市级信息共享平台代理才能访问数据。

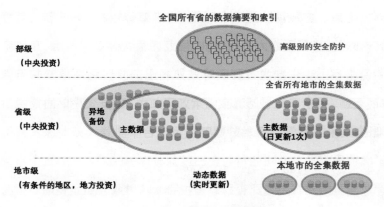

图 4-12　全民电子健康档案的数据分布

2）建设国家全民电子病历基础数据库。电子病历由各医疗服务机构建设，存放在医院（三甲医院为重点），摘要和索引录入健康档案。电子病历需要符合国家制定的统一标准规范，为病患人员转诊、远程会诊提供基础数据。在公共卫生应急响应中电子病历随患者共享流转。

（3）建设和完善国家卫生健康重要信息系统

1）建设全民疫情防控行程管理系统。建立全国统一的人员健康标识，改变目前各省市健康码各自为政的局面，不用手机也能出行。建立公共卫生方面的重要信息系统，与电子健康档案和电子病历基础数据库紧密关联，与公安、交通等其他行业建立数据交换接口。针对疫情情报需要保密、个人隐私需要保护的需求，还需建立高等级的安全防护，行程管理系统与公网互联采集数据，采集后的数据在内部网络中传送。

2）建设全国高效实时交互医疗系统。全国高效实时交互医疗系统是医疗服务方面的重要信息系统，其需要与两个基础数据库关联，实现医疗机构之间的信息共享。此外，还需高性能网络支撑，传输包括文档、影像、视频等医疗数据，在可靠性、实时性等方面需要网络服务质量保障。尤其是远程会诊的高质量、强交互实时视频传输，公共卫生安全应急响应都需要高性能的网络。

4.3.7 智慧医保与商保体系重点工程

1. 创新应用工程目标

医保作为落实互助共济、责任共担的一种有效保障方式，可以减轻参保职工就医治疗的医疗费用负担，让参保职工能够享受更好的医疗服务。医保在我国医疗卫生事业的建设中扮演着举足轻重的角色，为广大参保职工的就医治疗提供了基本的保障，也为我国医疗卫生事业的不断发展提供了有力的支撑。在现阶段我国医疗卫生面临着人口老龄化加快、慢性病患病率提高、医疗资源分配不均衡等问题的背景下，医保也存在着资金压力大、区域发展不均衡、门诊保障不充分、医保支付方式不完善、医保结算不联通等一系列问题。充分利用大数据、人工智能等技术，结合我国医保的实际情况，建立现代化的医保支付和结算体系是完善我国医保体系、推进我国智慧健康医疗发展的有效途径，也是支撑我国智慧医院和健联体建设的有力保障。

2. 关键技术攻关任务及建设内容

持续推动我国医保改革，推进医保支付方式、医保共济保障功能、医保平台运营模式等方面的创新，为构建现代化医保支付和结算体系提供有力支撑。一是完善医保支付方式。持续推进医保支付方式改革，完善全国各地按人头、按床日等多种医保支付方式，全面推行按病种付费为主的多元复合式医保支付方式，加快推进按 DGRs付费的试点建设并形成可借鉴、可复制、可推广的试点成果，逐步扩大应用范围，建立 DGRs 付费体系。二是推动互联网医疗纳入医保。加快推进互联网医疗等医疗卫生创新服务的医保结算体系的试点和推广，从而促进互联网医疗的创新和发展。三是促进商业保险发展。加强健康医疗数据的共享开放，为商业保险创新和发展提供大数据支持，提升商业保险公司的产品创新、保费计算和风险控制等方面的水平，促进商业保险的健康发展，充分发挥商业保险为医保分流、缓解保费压力的作用。

3. 工程建设路线

智慧医保与商保的发展可以分为 3 个阶段，如图 4-13 所示：第一阶段，以提高费用报销便捷性为核心的医保支付流程优化探索阶段；第二阶段，以提高健康管理水平为核心的医保远程医疗探索阶段；第三阶段，以人工智能运用为核心的医保支付方式探索阶段。

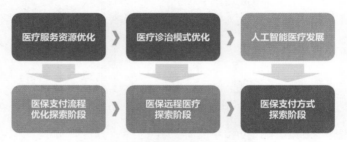

图 4-13　智慧医保与商保三步走阶段

在医保支付流程优化探索阶段，工作重心应落在建立制度、建设平台、建成机制上，即建立医保网上定点药店管理制度、建设基于互联网的医保基金支出户管理平台、建成医保慢性病药品配送到户机制，同时推动社会保障卡脱卡结算工作进程。

在医保远程医疗探索阶段，主要工作内容可以分为两个方面。一方面，将符合医保基本特点的远程医疗服务项目纳入医保支付范围；另一方面，推动建立以医保需求为导向的医疗信息共享服务平台，以医保管理电子病历为基础，促进个人健康档案管理共建共享。

最后，在医保支付方式探索阶段，主要工作方向就是利用人工智能技术，推动智慧医保在合理性监管方面取得突破，推进以绩效价值判断为核心的智慧医保支付方式。

4．标志性创新成果

（1）建设统一智慧医保结算平台。在现有的医保信息平台基础上，进一步深化建设全国统一智慧医保结算平台，解决异地医保信息平台割裂、异地医保结算难等问题，推动全国医保信息平台的互联互通建设，为参保职工提供更好的医保服务。一是促进跨省异地医保结算。加快推进长三角、京津冀等区域一体化建设较好地区的跨省异地医保结算建设，采取先试点、再推广的方法，在试点建设的经验基础上，通过顶层设计，进而建立全国统一智慧医保结算平台。

（2）推动医保平台智能化建设。充分利用物联网、移动互联网等技术，结合移动支付等新兴的支付结算解决方案，完善和优化全国医保平台的功能，实现医保结算在线化、移动化、智能化。

（3）加强医保控费。基于医保平台的海量数据，利用大数据、人工智能等技术，为医保控费决策和实现方式提供有力支持，实现精准医保控费，优化医保资源分配。

4.3.8　智慧药械创新研发体系重点工程

1．创新应用工程目标

药品和医疗器械的研发投入大、周期长，导致药械的研发成本较高、价格比较昂贵，在一定程度上增加了医疗服务降本增效的难度。因此，加快药械研发的进度，缩短研发周期，提高研发效率，成为药械创新研发工作的重要目标之一，是提高药械研发效能的关键，而提高药械创新研发的智能化水平则是实现这一目标的重要手段。首先，通过多种渠道采集不同场景的健康医疗数据，从而为药械的研发、审批、监管等各个环节提供决策支持，可以有效地提高药械创新研发的效率,而临床数据及真实世界环境下与患者有关的真实世界数据是其中的核心数据。其次,通过健康医疗数据的共享开放,为业界各方建立良好的数据基础,支撑大数据、人工智能等技术在药械创新研发上的融合应用,从而不断提高其智能化水平。

2. 关键技术攻关任务及建设内容

通过利用新技术、新方法提升我国药械创新研发的能力和效率,激发我国自主创新的潜能,逐步实现核心技术和产业链的自主可控,有效保障药品和医疗器械等医疗物资的供应,为人民创造高质量、更实惠的医疗服务(图4-14)。需要推进智能化临床研究体系完善,搭建核心临床研究平台,促进临床研究数字化,发展临床研究智能技术,促进临床研究整合共享,发展去中心化远程临床研究,建成智能化的临床研究体系,实现临床研究的智能化升级、资源整合共享和模式创新;推进药械创新研发智能化升级,促进真实世界研究发展,完善数据共享开放机制,促进药械研发人工智能应用,实现药械创新研发的智能化升级,全面提升我国药械自主创新研发的能力和水平;优化药械创新研发政策环境,完善药械产业发展政策,推进监管科学创新探索,建设与时俱进的药械创新研发政策环境,有效实施监管,同时推动我国药械产业的良好发展。

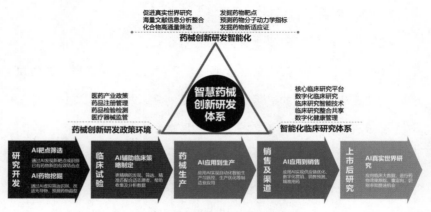

图4-14 智慧药械创新研发体系

3. 工程建设路线

智慧药械创新研发体系工程建设路线如表 4-6 所示。

表 4-6　智慧药械创新研发体系工程建设路线

建设目标	构建实力强、效率高的智能化药械创新研发体系，提高我国药品和医疗器械等医疗产品的研发和生产能力，实现医疗产品的自主供应，有效控制成本，为人民创造和提供优质、实惠的治疗服务		
举措建议及建设效果	**关键领域**	**举措建议**	**建设效果**
	智能化临床研究体系	1. 搭建核心临床研究平台 2. 促进临床研究数字化 3. 发展临床研究智能技术 4. 促进临床研究整合共享 5. 发展去中心化远程临床研究	建成智能化的临床研究体系，实现临床研究的智能化升级、资源整合共享和模式创新
	药械创新研发智能化升级	1. 促进真实世界研究发展 2. 完善数据共享开放机制 3. 促进药械研发人工智能应用	实现药械创新研发的智能化升级，全面提升我国药械自主创新研发的能力和水平
	药械创新研发政策环境优化	1. 完善药械产业发展政策 2. 推进监管科学创新探索	建设与时俱进的药械创新研发政策环境，有效实施监管，同时推动我国药械产业的良好发展

4. 标志性创新成果

以患者为核心，高效与精准的药械创新研发是推动医疗生态体系转型的核心驱动引擎，围绕药械创新研发展开的上市前与上市后临床研究是提升医疗科研能力，推动诊疗规范化的重要途径和落地手段。构建打造区域性核心临床研究平台，与国家临床研究机构紧密互动协同，整合培育从认知到治疗，从治疗到改善一体化环节的证据生态，助力政府监管决策的价值回归，可以减少行业同质竞争，优化资源分配。通过探索发展更加可及的临床研究模式与方式，支持临床医师、患者以及决策制定者进行有效决策。加强数据治理能力及证据生态的顶层设计，构建临床研究新模式，结构化整合多元研究类型数据（登记研究、干预性临床研究及队列研究等），辅助从需求创新到药械创新、药械创新到治疗创新、从治疗创新到患者服务创新的高效转化与智慧闭环。随着药械创新研发的发展，传统围绕试验场所开展的临床研究越来越难以匹配新药研发对临床研究的质量、成本与效率的要求，患者必须到指定中心接受指定的措施和研究性医疗产品。因此数字化、智能化临床研究需求更为迫切，亟须解决受试者的物理隔阂、依从性、数据采集等系列问题。

（1）搭建核心临床研究平台。核心临床研究平台能够培育从认知、治疗到改善的新生态，通过核心临床研究平台的建立，构建大规模系统的疾病人群队列研究，开发疾病综合治疗方案，研究制定临床实践指南，普及推广医疗证据落地发布，促进临床研究资源的有效使用，提高效率，减少浪费。第一，构建国家临床医学研究中心。推动建立国家临床研究新体系，统筹布局主要疾病领域的国家临床医学研究中心，引导建设国家临床医学研究分中心，鼓励各地开展省级临床医学研究中心的建设，完善领域与区域的布局。第二，建设数据平台。构建体制化流程化的体系，打造一批规范化、标准化、规模化的健康医疗大数据平台、生物样本库和药械评价平台，搭建国际一流临床研究公共服务平台。第三，整合医疗数据与人类遗传信息的网络平台和基因研究，满足精准药械创新研发的需求。将 DNA 生物库与电子病历系统结合，形成大规模高通量的数据平台，促进罕见序列研究、临床表型与变异关系评估、基因变异到 EMR 数据的结合，为精准开发、精准治疗提供指导。第四，整合多元化数据源。建立疾病数据中心，提供研究数据资源共享，发布并建立疾病数据行业标准及疾病模型，基于技术标准规范区域的临床数据中心，提升数据流在信息数据平台中的流转。提高数据平台的可控性以及安全性，让信息安全优先化，质量控制全程化，数据生产透明化，技术架构自主化，管理权限定制化，成为智慧药械创新研究生态的底层基建原则。

（2）促进临床研究数字化。随着人工智能、大数据等技术的发展，临床研究数字化已成为行业必然趋势。临床研究数字化技术不仅可以有效地推进监管部门政策的落实，适应企业内在发展的需求，而且对临床研究数据质量的保障与研究效率的提升都有极大促进作用。数字化患者疾病诊疗生命周期如图 4-15 所示。首先，推动诊疗、治疗及患者随访全生命周期的数字化。通过初诊、入院后检测、严重程度评估、药物治疗、非药物治疗、随访等环节的数字化，实现患者疾病诊疗全生命周期数据的记录，从而可以通过大数据智能分析挖掘描绘疾病特征、流行病学趋势，分析行业创新研发动态趋势，开展行业管线开发深度分析，并合理引导开发资源分配。其次，围

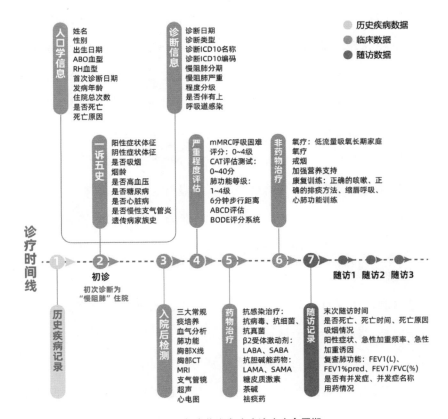

图 4-15　数字化患者疾病诊疗生命周期

绕药械创新研发的临床研究，推动方案设计、可行性分析、患者入组等环节的数字化。通过信息化、数字化的运用实现这些关键环节信息的记录，为药械创新研发精准定位提供基础和指示方向，促进临床研究活动进一步收集高质量的数据回归于数字化疾病知识的沉淀及治疗的提升改善。最后，整合医疗机构脱敏合规后的信息。结构化标准化后的医疗数据与临床研究数据的整合，能够保证患者临床诊疗数据的完整性、可追溯性，有质量保证的数据化流程和体系，让数据客观精细化地描绘医疗知识图谱和呈现诊疗实现现状。

（3）促进药械研发人工智能应用。人工智能技术在药物研发领域的应用能够有效加快研发速度、缩短研发时间、提高研发效率，改善传统的药物研发耗时耗力、成功率低的现状。持续推动人工智能在药物发现、临床前研究、临床研究、审批上市等各个阶段的应用是提高药物研发能力的重要手段之一。一是药物发现。利用自然语言处理技术对海量医学文献与相关数据进行检索与分析，通过深度学习技术快速发现隐藏的药物与疾病、疾病与基因之间的连接关系，缩短靶点发现周期，促进靶点发现与筛选。通过模拟小分子化合物的药物特性，挑选出最佳模拟化合物进行合成试验，提高化学合成路线设计速度，降低操作成本，改善化合物合成工作。二是临床前研究。利用深度学习和计算能力开发虚拟筛选技术取代高通量筛选，以及利用图像识别技术优化高通量筛选过程，有效降低新药研发的时间与成本。充分利用人工智能技术处理大量试验数据进行晶型预测，提高目标晶型结构的获得效率。三是临床研究。推动人工智能技术在试验研究设计、试验流程管理、试验数据统计分析、文档管理等各个环节的应用，提升整个临床试验效率，并有效控制数据风险。四是审批上市。推动人工智能技术在药物注册申报环节的应用，实现申报注册流程中的报告自动撰写和自动翻译，节约人力资源。利用人工智能技术进行药物的安全性和有效性等方面信息的收集、分析和预测，实现药物警戒汇总报告自动导入与关键信息提取，提升数据录入和分析效率。

4.3.9 国家健康医疗大数据创新应用重点工程

1. 创新应用工程目标

健康医疗大数据中心是智慧健康医疗的重要基础设施，通过健康医疗大数据中心汇聚电子病历、全员人口信息、居民电子健康档案等数据，并实现数据的共享开放以及应用的创新，是促进智慧健康医疗建设的重要手段和途径。大数据、人工智能等高新技术是智慧健康医疗得以实现和发展的关键，而这些技术的革新和应用有赖于海量数据的支撑。作为人口大国，我国通过医疗信息化逐步积累了大量健康医疗的数据，但是由于这些数据分散在各科室、各医院、各区域，相互之间没有建立信息共享的有效通道以及机制，使得这些数据没有发挥应有的作用。健康医疗大数据中心的建设，将有利于充分挖掘这些数据的价值，支撑大数据、人工智能等技术在智慧健康医疗领域的变革和应用的创新。

建议创新和建设健康大数据标准体系、安全体系、共享体系、创新体系，依据《安全法》《个人信息保护法》等法规，由国家卫健委联同网信办、公安部、工信部等部委，搭建国家级健康大数据应用示范平台，推动落实健康医疗数据安全管理体系建设，推动成立全国健康大数据医学伦理审查互认专家委员会，确立可操作、可检查、可报告、可公示、可问责的健康医疗数据安全及伦理服务机制。以肝胆肿瘤、眼科、心血管、脑神经等专科疾病为重点，充分协同国内外专家资源，形成具有行业代表性、权威性、准确性的标准规范，推动诊疗质量同质化，推进大数据互联互通平台化，推动研发和转化健康科技创新成果，培育智慧健康医疗领域龙头企业，推进建设国家级"政产学研用"转化示范工程。

2. 关键技术攻关任务及建设内容

（1）建设临床重点医学专科标准数据库。以应用需求为导向，针对国家重大疾病，建立国家主导的数据标准体系、质量评价体系、安全管理体系、数据共享体系，建立并完善一批高标准、高质量的临床重点医学专科标准数据库。

（2）促进数据共享与需求对接。依托临床重点医学专科标准数据库，建立集政产学研用于一体的健康医疗数据创新应用示范平台，创建安全共享机制，推动成立全国健康大数据医学伦理审查互认专家委员会，推进跨领域的资源融合与协同创新，推动健康医疗数据供需精准对接，引导社会主体对健康医疗数据的价值挖掘和创新应用。

3. 工程建设路线

（1）完善健康医疗大数据中心规划。健康医疗大数据中心建设是一项庞大的工程，高效有序地推进落实有赖于自上而下的整体统筹规划，确保健康医疗大数据中心能够满足实际的需要和支撑未来的发展。一是完善布局。基于"1+7+X"的总体规划，在前期江苏、福建等区域中心及山东、贵州、安徽等应用发展中心试点建设的基础上，进一步完善全国健康医疗大数据中心的布局，构建符合我国智慧健康医疗未来发展需要的健康医疗大数据中心集群。二是优化功能。根据我国智慧健康医疗发展需要以及各个健康医疗大数据中心的定位，因地制宜，制定健康医疗大数据中心的建设方案，从数据中心机房、基础数据库、数据采集机制、数据清洗脱敏、共享开放平台、应用创新平台等方面进行合理的设计。

（2）加快健康医疗大数据汇集。健康医疗大数据中心的核心价值在于存储的各类健康医疗数据，通过对这些数据进行采集、存储、处理和应用，健康医疗大数据中心的作用才能得到充分发挥。一是健全基础数据库。通过健康医疗数据的汇聚不断完善医疗卫生资源库、全员人口信息数据库、电子病历数据库、居民电子健康档案数据库等四大基础数据库。二是丰富数据类别。根据医疗过程中产生的心电、影像、检验检测、医嘱、药品等各类数据，依据"应汇尽汇"原则，持续丰富健康医疗大数据中心的数据类别，提升整体的数据价值。三是建立数据汇聚机制。从数据汇聚的原则、方式、流程等方面制定数据汇聚的机制，确保数据按时按量保质地汇聚到健康医疗大数据中心，避免数据缺失、质量不高等问题。

通过落实和完善我国健康医疗大数据中心的总体部署，最终实现我国健康医疗大数据资源的积累、整合和利用。

4. 标志性创新成果

（1）全国健康医疗大数据应用示范体系。以数据有序公开为切入点，发挥政、产、医、学、研、审、用赋能作用，全面探索和落实健康医疗数据在政府管理、医学教育、行业治理、临床研究和辅助诊疗等方面的创新应用，推动原创性疾病预防诊断治疗技术、智慧医疗自主关键技术等产出，全力探索和培育健康医疗数据服务新模式、新业态，全面落实健康医疗、智慧医疗创新与发展，为健康中国建设提供坚实的数字化支撑。

（2）国家卫健委和国自然联合应用扶持基金。充分发挥国家自然科学基金在全国科技创新中的全局引领和重点示范作用，以及国家卫生健康委员会在健康医疗大数据建设中的专业和规范指导作用，以"健康中国"战略为目标，围绕重大疾病诊疗和人民健康维护等切实需求，创建符合中国人参数标准要求的高质量、多模态专病及健康数据集，吸引和集聚全国优势科研力量，建立健康医疗与信息科技专家双 PI 担纲负责的联合创新研发机制，专项促进数据技术研究和应用转化研究，致力解决健康医疗行业发展中的重要科学问题和关键技术问题，提升原始创新能力和产业核心竞争力。

（3）国家健康医疗数据集管理办法。本办法就数据的采集与存储，数据资源的应用管理、开放共享、安全防护、监督保障等方面给出全面指引，贯彻落实国家数字健康战略，规范健康医疗大数据应用与共享，提升数据资源价值，保障数据资源安全，不断催生数字健康新业态和新模式，全面构建数字经济新生态。

（4）国家健康医疗大数据智能应用平台。促进健康医疗数据的使用，吸引和聚集更多的机构和企业参与和促进健康医疗大数据的建设，构建和丰富智慧健康医疗产业生态。一是搭建共享开放平台，制定健康医疗数据资源的共享开放标准，建设集物理拷贝模式、在线查询模式、系统接口模式等多种共享开放模式于一体的"一站式"健康医疗数据共享开放平台。二是建设应用创新平台，基于健康医疗大数据中心的数据资源，充分利用大数据、人工智能等技术，建设支持健康管理、疾病防控、精准医疗、医保控费、药品研发等应用创新的开放性平台。

4.3.10　智慧健康医疗人才培养体系重点工程

1. 创新应用工程目标

现阶段我国健康医疗人才队伍建设方面仍然面临着比较大的挑战。第一是健康医疗人才缺口大，难以满足目前我国健康医疗事业建设和发展的需求。第二是健康医疗人才结构的不合理，医学专业人才学历层次低，专科占比高，研究生、本科比例偏低，全科医学人才和公共卫生人才比例小、缺口大。第三是健康医疗事业新的发展阶段对健康医疗人才提出了新的需求，需要更多复合型医学人才的支持。建设完善我国智慧健康医疗人才培养体系，首先是培养更多健康医疗人才，支持我国健康医疗事业的发展。其次是改善健康医疗人才结构，提高健康医疗人才队伍的整体素质，使人才梯队也更加合理。再次是提高健康医疗人才的综合素质，适应新阶段健康医疗事业发展的新需求，从而为我国健康医疗事业的建设和发展提供强有力的人才保障。

2. 关键技术攻关任务及建设内容

智慧健康医疗的建设和发展需要高素质人才队伍的持续努力和贡献，通过智慧健康医疗人才培养体系的建设为我国源源不断地培养和输送各类人才，解决复合型人才紧缺的问题，是我国智慧健康医疗长期、快速、高质量发展的重要保障。需要全面开展高素质专业化教师队伍建设、教育机构人才培养体系优化、医疗从业人员教育培训体系完善、智慧健康医疗人才评价体系完善等方面的工作。

3. 工程建设路线

智慧健康医疗人才培养体系工程建设路线如表 4-7 所示。

表 4-7 智慧健康医疗人才培养体系工程建设路线

建设目标	建设我国完善、高水平的智慧健康医疗人才培养体系，全面建设我国智慧健康医疗人才队伍，改善智慧健康医疗人才的结构，提高智慧健康医疗人才的整体综合素质，为我国智慧健康医疗建设提供人才保障		
举措建议及建设效果	关键领域	举措建议	建设效果
	高素质专业化教师队伍建设	1. 发展交叉学科师资队伍 2. 加强教师队伍梯队建设	完成我国智慧健康医疗教师队伍的建设，满足智慧健康医疗人才培养的师资需求
	教育机构智慧健康医疗人才培养体系	1. 加强人才培养顶层设计 2. 完善智慧健康医疗学制建设 3. 构建科学教学培养模式 4. 推动智慧健康医疗研究机构建设 5. 建设智慧健康医疗人才培养基地	完成我国教育机构智慧健康医疗人才培养模式、体制和教学基础设施的建设，有力支撑我国智慧健康医疗人才培养工作开展

续表

举措建议及建设效果	智慧健康医疗从业人员教育培训体系	1. 推动智慧健康医疗继续教育建设 2. 发展智慧健康医疗从业资格教育培训	建成我国智慧健康医疗从业人员教育培训体系，提供完善的校外培训服务，为智慧健康医疗从业人员创造自我提升的条件
	智慧健康医疗人才评价体系	1. 完善智慧健康医疗人才评价认证体系 2. 构建智慧健康医疗人才职业发展体系	建成我国智慧健康医疗人才评价体系，实现我国智慧健康医疗人才的科学评价，以及职业发展路径的科学规划
	药械研发人才队伍建设	1. 完善人才培养体系 2. 探索跨学科人才合作机制	实现我国高水平的药械研发人才队伍建设，支撑我国药械创新研发的持续发展

4. 标志性创新成果

（1）打造高素质专业化教师队伍。教师队伍是智慧健康医疗人才教育和培养的主力，也是教育机构和培训机构的根基，在智慧健康医疗人才培养中发挥着举足轻重的作用。一方面，教师通过科学的教学设计，以及合适的教学方法，实现智慧健康医疗专业知识和技能的传授，帮助学生掌握在参与智慧健康医疗工作时所必需的知识体系和专业技能，培养符合智慧健康医疗行业发展需要的专业人才；另一方面，教师通过教学实践经验的总结，结合在智慧健康医疗领域的研究，开展智慧健康医疗知识体系的学术创新，为行业发展提供智力支持，促进行业创新发展，同时也推动教学中所传授的知识能够同步迭代，确保培养的人才能够满足行业新发展阶段的需要。在智慧健康医疗快速发展的当前阶段，加强包含医学学科、理工学科等学科的教师队伍建设，为学生提供医学、理工等学科知识的教学，促进学科间的融合，从而培养更多的高精尖复合型人才，支持智慧健康医疗行业的发展。

（2）优化教育机构人才培养体系。高等院校作为智慧健康医疗人才培养的主要场所，具备良好的教学基础设施、专业的教师队伍和科学的教学培养体系等人才培养基础条件，能够为行业培养和输送大量的专业人才。因此，根据我国智慧健康医疗建设和发展的需要，制定智慧健康医疗人才培养的战略和方案，从而为教育机构的人才培养提供参考和指导，促进教育机构的人才培养体系的调整和优化，以适应新阶段人才培养需求，尤为重要。一方面，根据智慧健康医疗人才的培养需求，教育机构需要在专业设置、学科建设、教学模块、教学方式、培养模式等方面进行相应的调整和完善，构建科学的智慧健康医疗人才教学培养体系；另一方面，教育机构需要结合智慧健康医疗人才教学培养体系，推动教学基础设施的建设和优化，为开展教学和实践创造良好的环境和条件。

（3）完善从业人员教育培训体系。智慧健康医疗从业资格教育培训是我国智慧健康医疗人才培养体系的重要组成部分，是高等院校人才培养的重要补充，共同构成了我国多层次的人才培养体系，满足多样化的教育培训需求。建立以国家健康医疗开放大学为基础、中国健康医疗教育慕课联盟为支撑的健康教育培训云平台，便捷医务人员终身教育。一方面，需要推动我国智慧健康医疗继续教育的建设和发展，为智慧健康医疗从业人员提供专业的知识和技能培训，提高他们的专业能力和综合能力，为从业人员的职业发展提供支持，同时也促进我国智慧健康医疗人才整体素质的不断提高；另一方面，促进我国智慧健康医疗从业资格教育培训的发展，为需要的人员提供专业的培训，满足不同人群的学习需要，提高他们的专业能力，同时也帮助更多的人进入智慧健康医疗行业，带来更多符合行业需求的人才。

（4）建立和完善人才评价体系。科学、完善的人才评价体系明确了智慧健康医疗人才知识和技能上需要满足的一些基本条件和标准，以及级别分类等，能够为智慧健康医疗人才培养确定清晰的目标和方向，提供很好的指导和参考。首先，根据智慧健康医疗人才评价体系制定的标准，业界能够清楚知悉智慧健康医疗人才需要掌握的重要知识和技能，以及具备的能力，从而围绕这些关键领域开展人才培养工作，以确保经过培训学习的智慧健康医疗人才能够满足用人单位的需求。其次，智慧健康医疗人才评价体系是评估人才是否达标和达标程度的重要方法，通过智慧健康医疗人才评价体系的科学评价，了解智慧健康医疗人才在经过培训学习后对知识和技能的掌握程度，给予相应的评级，为用人单位提供科学、权威、可靠的参考。最后，智慧健康医疗人才评价体系的权威评级，与职场岗位能力要求形成精准的匹配，也能在一定程度上支持从业人员的职业发展。

（5）加强药械研发人才队伍建设。生物医药产业属于知识密集、人才密集型产业，尤其是药品和医疗器械的研发环节，对高层次专业型人才的依赖性非常强。现阶段，我国与世界先进国家相比，生物医药领域人才仍相对缺乏，主要表现为：一是基础人才不足，特别是与欧美发达国家相比，生物医药类人才总体数量相对不足。二是高精尖型科学家缺乏，特别是缺乏具有国际领先原创技术的顶级科学家。三是熟悉医工结合的复合型人才、工程化人才不足，生物医药发展趋势是跨领域发展，但精通2个以上领域的跨学科人才非常稀缺。因此，加强我国药械研发人才的培养，提高我国药械研发人才队伍的整体素质，为我国智慧药械的研发创新和生物医药产业的发展提供有力的人才支撑和保障，是我国智慧药械创新研发体系建设的关键内容。

致　谢

本项目组全体成员衷心感谢中国工程院给予为国家咨询献策的宝贵机会，感谢医药卫生学部在项目中的鼓励和支持，为项目组提供充足的研究条件，围绕"健康中国"智慧健康医疗生态发展体系开展前瞻性深入研讨，描绘健康科技发展的未来蓝图。衷心感谢于金明、王辰、尤政、宁光、乔杰、刘志红、孙家广、杨胜利、吴澄、吴建平、张钹、张学敏、陆建华、陈杰、陈香美、陈肇隆、范上达、郑静晨、郎景和、顾晓松、韩雅玲、韩德民、程京、雒建斌、戴琼海25位院士的合作参与，感谢黎成权、冯晓彬、赵邑、杨斌、王霞、胡丹、郝晓宁、闵栋、裴逸林、付海天等执行编委的全力以赴，感谢马兆毅、王仲、王劲、王广志、王建民、王建安、王贵怀、尹洪芳、卢冰、卢倩、叶京英、申卫星、邢春晓、朱向明、任天令、刘云、刘多、刘春、刘海一、江涌、许媛、李强、李元新、李建兴、杨燕绥、肖建中、吴及、吴昊、吴巍巍、何作祥、佘飞、余学清、汪玉、汪家道、张欢、张岚、张萍、张强、张华斌、张向军、张红桥、张学工、张艳桥、陆晨、陆骊工、陈杰、陈玉国、陈旭岩、陈晓媛、武剑、虎威、周玮、郑方、郑卓肇、赵钢、赵海平、郝继辉、胡豫、胡运韬、柳克祥、姜泊、夏强、夏云龙、徐波、徐沪济、郭军、曹双清、韩亦舜、曾仲、蔡辉、廖秦平、魏来等数十位顾问专家的积极支持。项目组全体成员倾力参与，围绕公共卫生、重大突发传染病应急防控、健康医疗大数据、健康管理、健联体、医师培训、健康科技创新智慧服务提出了前瞻性、务实性的建议。

感谢国内外 220 多家医院、大学、企业、政府等单位及机构参与项目的调研和意见征集。

感谢全体项目组成员一年多来全身心投入的工作与付出。

中国工程院"健康中国"智慧医疗生态体系重大战略研究组

项目负责人：董家鸿

参考文献

[1] FULLMAN N, YEARWOOD J, ABAY S M, et al. Measuring performance on the Healthcare Access and Quality Index for 195 countries and territories and selected subnational locations: a systematic analysis from the Global Burden of Disease Study 2016 [J]. The Lancet, 2018, 391 (10136): 2236-2271.

[2] LI X, ZHANG Y, XU M. Application of hospital information security based on Intelligent Intrusion Detection System [J]. 2016.

[3] BATAILLE J, BROUQUI P. Building an intelligent hospital to fight contagion [J]. Clinical Infectious Diseases, 2017, 65 (1): 4-11.

[4] IQBAL U, DAR M A, BUKHARI S N. Intelligent Hospitals based on IOT//2018 Fourth International Conference on Advances in Electrical, Electronics, Information, Communication and Bio-Informatics (AEEICB) [C]. IEEE, 2018: 1-3.

[5] DA COSTA C A, PASLUOSTA C F, ESKOFIER B, et al.

Internet of Health Things: Toward intelligent vital signs monitoring in hospital wards [J]. Artificial Intelligence in Medicine, 2018, 89: 61-69.

[6] TRIBERTI S, SAVIONI L, SEBRI V, et al. eHealth for improving quality of life in breast cancer patients: a systematic review [J]. Cancer Treatment Reviews, 2019, 74: 1-14.

[7] ALONSO S G, ARAMBARRI J, LÓPEZ-CORONADO M, et al. Proposing new blockchain challenges in ehealth [J]. Journal of Medical Systems, 2019, 43 (3): 64.

[8] VAN DER KLEIJ R M J J, KASTELEYN M J, MEIJER E, et al. SERIES: eHealth in primary care. Part 1: Concepts, conditions and challenges [J]. European Journal of General Practice, 2019, 25 (4): 179-189.

[9] LIU X, FAES L, KALE A U, et al. A comparison of deep learning performance against health-care professionals in detecting diseases from medical imaging: a systematic review and meta-analysis [J]. The Lancet Digital Health, 2019, 1 (6): 271-297.

[10] BAKATOR M, RADOSAV D. Deep learning and medical diagnosis: A review of literature [J]. Multimodal Technologies and Interaction, 2018, 2 (3): 47.

[11] RAZZAK M I, NAZ S, ZAIB A. Deep learning for medical image processing: Overview, challenges and the future[J]. Classification in BioApps, 2018: 323-350.

[12] SHEN D, WU G, SUK H I. Deep learning in medical image analysis [J]. Annual Review of Biomedical Engineering,

2017, 19: 221-248.

[13] TAGHANAKI S A, ABHISHEK K, COHEN J P, et al. Deep
semantic segmentation of natural and medical images: a
review [J] . Artificial Intelligence Review, 2021, 54 (1) :
137-178.

[14] KER J, WANG L, RAO J, et al. Deep learning applications in
medical image analysis [J] . IEEE Access, 2017, 6: 9375-
9389.

[15] ANWAR S M, MAJID M, QAYYUM A, et al. Medical image
analysis using convolutional neural networks: a review [J] .
Journal of Medical Systems, 2018, 42 (11) : 1-13.

[16] TROCCAZ J, DAGNINO G, YANG G Z. Frontiers of medical
robotics: from concept to systems to clinical translation[J] .
Annual Review of Oiomedical Engineering, 2019, 21: 193-
218.

[17] LOH E. Medicine and the rise of the robots: a qualitative
review of recent advances of artificial intelligence in health
[J] . BMJ Leader, 2018: leader-2018-000071.

[18] GOMBOLAY M, YANG X J, HAYES B, et al. Robotic
assistance in the coordination of patient care [J] . The
International Journal of Robotics Research, 2018, 37 (10):
1300-1316.

[19] JAVAID M, HALEEM A, VAISH A, et al. Robotics
applications in COVID-19: A review [J] . Journal of
Industrial Integration and Management, 2020, 5 (4) :
441-451.

［20］CHAMOLA V, HASSIJA V, GUPTA V, et al. A comprehensive review of the COVID-19 pandemic and the role of IoT, drones, AI, blockchain, and 5G in managing its impact［J］. IEEE access, 2020, 8：90225-90265.

［21］WAHL B, COSSY-GANTNER A, GERMANN S, et al. Artificial intelligence（AI）and global health：how can AI contribute to health in resource-poor settings?［J］. BMJ Global Health, 2018, 3（4）：e000798.

［22］YANG G Z, J. NELSON B, MURPHY R R, et al. Combating COVID-19—The role of robotics in managing public health and infectious diseases［J］. Science Robotics, 2020, 5（40）：eabb5589.

［23］PANDA P S, BHATIA V. Role of artificial intelligence（AI）in public health［J］. Indian Journal of Community and Family Medicine, 2018, 4（2）：60.

［24］ZIELINSKI A. AI and the future of pharmaceutical research［J］. arXiv Preprint arXiv：2107.03896, 2021.

［25］GALLEGO V, NAVEIRO R, ROCA C, et al. AI in drug development：a multidisciplinary perspective［J］. Molecular Diversity, 2021, 25（3）：1461-1479.

［26］HO C W L, ALI J, CAALS K. Ensuring trustworthy use of artificial intelligence and big data analytics in health insurance［J］. Bulletin of the World Health Organization, 2020, 98（4）：263.

［27］ZARIFIS A, KAWALEK P, AZADEGAN A. Evaluating if trust and personal information privacy concerns are barriers to using health insurance that explicitly utilizes AI［J］. Journal of Internet Commerce, 2021, 20（1）：66–83.

［28］SHAH A, AHIRRAO S, PHANSALKAR S, et al. Survey on: Applications of Smart Wearable Technology in Health Insurance//IOP Conference Series：Materials Science and Engineering［C］. IOP Publishing, 2021, 1042（1）：012025.

［29］GIULIANOTTI P C, CORATTI A，ANGELINI M，et al. Robotics in general surgery：personal experience in a large community hospital［J/OL］. Arch Surg，2003，138（7）：777–784.

［30］World Health Organization. Global strategy on digital health 2020–2025［J］. 2021.

［31］国家医疗保障局. 2020年全国医疗保障事业发展统计公报［EB/OL］.（2021–06–08）［2021–07–15］. http：//www.nhsa.gov.cn/art/2021/6/8/art_7_5232.html.

［32］规划发展与信息化司. 2019 年我国卫生健康事业发展统计公报［EB/OL］.（2020–06–06）［2021–07–13］. http：//www.nhc.gov.cn/guihuaxxs/s10748/202006/ebfe31f24cc145b198dd730603ec4442.shtml.

［33］规划发展与信息化司. 2020 年我国卫生健康事业发展统计公报［EB/OL］.（2021–07–13）［2021–07–21］. http：//www.nhc.gov.cn/guihuaxxs/s10743/202107/af8a9c98453c4d9593e07895ae0493c8.shtml.

［34］王思晗. 2021 年中国人工智能医学影像企业发展报告［EB/OL］.（2021–07–09）［2021–08–12］. https：//www.

iyiou.com/research/20210709879.

［35］行业标准信息服务平台.YY/T 1712—2021《采用机器人技术的辅助手术设备和辅助手术系统》［EB/OL］.（2021-03-09）［2021-08-14］.http：//hbba.sacinfo.org.cn/stdDetail/338d5f62227fa2cfe3def5e4956c5788afc0c640ec1af53d9a77fecc02b00618.

［36］披露易.微创医疗机器人招股书［EB/OL］.（2021-10-21）［2021-10-25］.https：//www1.hkexnews.hk/listedco/listconews/sehk/2021/1021/2021102100012_c.pdf.

［37］雷小寒.2021年中国医疗机器人商业化洞察报告［EB/OL］.（2021-07-09）［2021-07-18］.https：//www.iyiou.com/research/20211012914.

［38］中投顾问.2021年中国医疗机器人行业发展研究报告［EB/OL］.（2021-08-01）［2021-08-15］http：//www.ocn.com.cn/reports/17944yiliaojiqiren.shtml.

［39］张琎,吴婉桦,俞波.手术机器人：医疗革命,无限未来［EB/OL］.（2021-09-08）［2021-10-08］.https：//www.cicc.com/column/829/.

［40］乔天富,吉尔.机器人施行脑手术——海军总医院为72位患者手术成功［J］.科学新闻,2000（28）：23,26.

［41］动脉网.专科互联网医院（男科）白皮书［EB/OL］.（2021-04-19）［2021-07-13］.https：//vcbeat.top/NThmODdlYzI3NWFmM2M3ZmQzNzhiZTIwYWNhMDdjMDQ=.

［42］倪沪平.互联网时代的智慧医保展望［J］.中国社会保障,2017（10）：2.

［43］田美霞，杜薇．大数据时代健康管理信息化的现状、趋势与
策略研究［J］．江苏科技信息，2018，35（7）：20-23．

［44］龚轲．居家养老模式下智能床感性设计研究［D］．洛阳：河
南科技大学，2018．

［45］图灵联邦．"AI 应用系列"深度解读 AI 抗疫的五大应用场景
［EB/OL］．今日头条，（2021-01-06）［2021-09-11］．
https：//www.toutiao.com/a6914531529150431748/?chan
nel=&source=search_tab．

［46］张建楠，李莹莹，顾宴菊，等．健康医疗数据共享基本原则
探讨［J］．中国工程科学，2020，22（4）：93-100．

［47］曹新凤，徐楠，孙齐锋，等．智慧健康养老标准体系研究［J］．
信息技术与标准化，2019（6）：4．

［48］陈宏，张金柱，王磊，等."医养结合"机构养老模式研究［J］．
中国老年保健医学，2015（3）：77-78．

［49］刘酉华，骆金铠．法国医养结合模式对我国养老体系建设的
启示［J］．中国护理管理，2016，16（7）：930-933．

［50］辛均益，胡海翔，董静静，等．人工智能在医疗卫生领域的
应用现状及发展探究［J］．中国信息化，2021（3）：93-
95，92．

［51］糜泽花，钱爱兵．智慧医疗发展现状及趋势研究文献综述［J］．
中国全科医学，2019，22（3）：366-370．

［52］李后卿，印翠群，樊津妍．中国健康医疗大数据国家战略发
展研究［J］．图书馆，2019（11）：30-37．

［53］韦自卫，王忠，李文智．基于 5G 无线网络技术的智慧医疗应
用前景探讨——《5G 智慧医疗健康白皮书（2019 年）》的
复习与总结［J］．泌尿外科杂志（电子版），2019，11（4）：

5-8，22.

[54] 朱丽兰，郭磊，李英.虚拟现实技术在医疗保健领域的应用与前景［J］.信息与电脑（理论版），2021，33（4）：10-12.

[55] 赵庆红，郭俊卿，高琰，等.3D打印技术在医疗领域的应用价值与展望［J］.机械设计与制造工程，2018，47（6）：5.

[56] 顾彦.健康医疗行业成数据泄露风险重灾区亟须建立长效保障机制［J］.中国战略新兴产业，2019（17）：3.

[57] 高晨光.医院信息系统安全问题及对策研究［J］.物流科技，2018，41（6）：35-36.DOI：10.13714/j.cnki.1002-3100.2018.06.009.

[58] 冯雅娴，杨顺心."互联网＋医疗"背景下的医院信息安全管理措施探析［J］.中国卫生产业，2019，16（6）：167-169.DOI：10.16659/j.cnki.1672-5654.2019.06.167.

[59] 陈敏，牟海燕，秦健.健康医疗大数据标准体系框架研究［J］.中国数字医学，2018，13（4）：14-16，33.

[60] 钟开斌."一案三制"：中国应急管理体系建设的基本框架［J］.南京社会科学，2009（11）：77-83.

[61] 董家鸿.智慧医疗：大健康 新生态.数字中国建设峰会［EB/OL］.（2020-10-23）［2021-12-11］.http：//szzg.gov.cn/2020/xwzx/mtbd/202010/t20201023_5422200.htm

[62] 杨绍波.中国数字疗法行业白皮书：从定义、分类到价值探讨，全面剖析数字疗法［EB/OL］.（2021-05-03）［2021-07-23］.http：//vcbeat.top/50864

[63] 童清霞.数字疗法的现状与未来［J］.中华心血管病杂志（网络版），2021，4（1）：1-5.

［64］曾嘉慧，刘海春，陈涛，等．数字医疗在精神病学领域中的应用［J］．中国神经精神疾病杂志，2021，47（5）：310-313.

［65］王晓迪，罗晓斌，郭清．数字疗法在慢性病健康管理中的应用及发展趋势［J］．中华健康管理学杂志，2022，16（1）：51-54.

［66］中国信通院，百度 AI 产业研究中心，罗兰贝格．以人为本，人工智能助力医疗体系科学发展［EB/OL］（2019-08-30）［2021-09-03］．https：//www.rolandberger.com/publications/publication_pdf/%E7%99%BE%E5%BA%A6%E5%8C%BB%E7%96%97AI%E7%99%BD%E7%9A%AE%E4%B9%A6-190827-2.pdf.

［67］董家鸿．【五周年】科技创新驱动发展——"清华医学创新发展论坛"在京举办［EB/OL］．北京清华长庚医院头条号，（2019-11-12）［2021-10-25］．https：//www.toutiao.com/a6758149547874075150/?channel=&source=search_tab．

［68］董家鸿．清华长庚医院开业百日考："压舱石"确定"三精"医疗［EB/OL］．21 世纪经济报道．（2015-03-24）［2021-10-25］．https：//finance.stockstar.com/JC2015032400001490.shtml.

［69］谭华伟，于雪，张培林，等．智慧医疗发展的国际经验及其对我国的政策启示［J］．中国循证医学杂志，2019，19（11）：9.

［70］无锡情报所．全球智慧医疗产业发展现状［EB/OL］．亿欧，（2018-11-07）［2021-11-01］．https：//www.iyiou.com/analysis/2018110784926.

［71］健康e族.我国5G智慧医疗体系正在形成［EB/OL］.今日头条，

（2019-08-12）［2021-11-03］. https：//www.toutiao.

com/a6724177756575236612/?channel=&source=search_

tab.

［72］谢亚可.普适医疗伦理问题研究［D］.长沙：湖南师范大学，

2017.

［73］刘志勇.智慧医院正从"云中"走来［EB/OL］.健康报，

（2019-09-05）［2021-12-05］. http：//faxing.jkb.com.

cn/home/index/menu.html?goods=1&item=706275&page=

138284532&name=jkb#.

［74］中国AI网.人工智能医疗的发展现状及应用领域［EB/OL］.

电子发烧友网，（2020-09-14）［2021-12-07］. http：//

www.elecfans.com/yiliaodianzi/202009141297249.html.

［75］戚夜云.新概念"智能计算中心"权威解读来了，单志广：它

的核心在于支撑与引领的应用和产业［EB/OL］.科创板日报，

（2020-11-19）［2021-12-08］. https：//www.china-

starmarket.cn/detail/622531.

［76］山东人工智能众创平台.智算中心加速推动"平台＋应

用＋人才"新型AI产业发展模式［EB/OL］.今日头条，

（2021-03-13）［2021-12-15］. https：//www.toutiao.

com/a6938639594124575269/?channel=&source=search_

tab.

［77］猎人IT追踪.智算中心怎么建？权威指南明确"投-建-运"

模式［EB/OL］.今日头条，（2020-12-02）［2021-12-17］.

https：//www.toutiao.com/a6901595804629271047/?log_fr

om=3b24993eeed7c_1641420360047.

［78］陈聪哲，李秦，刘文勇．掌上诊疗——智能手机在智慧医疗
中的应用［J］．科技导报，2016，34（9）：4.

［79］陈有兰，李伟，陈渝．我国医联体现状研究及发展策略［J］．
中国医院，2020，24（8）：3.

［80］智东西内参．四大技术解决看病难题，5G 智慧医疗已经来临
［EB/OL］．亿欧，（2019-07-31）［2021-12-21］．https：//
www.iyiou.com/analysis/20190731107438.

［81］贾东明，孙飙．"人工智能＋大数据"技术在运动戒毒工作
中的运用［J］．健康教育与健康促进，2020，15（3）：4.

［82］苏力．物联网技术在农村基层医疗卫生管理应用的研究与实
践［D］．长沙：湖南农业大学，2013.

［83］笔耕文化传播.2015 国内外移动互联网医疗最新进展和未来
趋势［EB/OL］．笔耕文化传播，（2016-12-03）［2021-
12-21］.http：//www.bigengculture.com/guanlilunwen/
ydhl/202852.html.

［84］李晓春．基于 HIS 真实世界研究方法及其对冠心病房颤患者
用药规律的研究［D］．济南：山东中医药大学，2016.

［85］孙福钊．医院检验信息系统（LIS）的应用研究［J］．临床检
验杂志：电子版，2017，6（4）：2.

［86］唐丽玮，燕小辉，孙芳，等．逆向思维结合 PACS 系统在
超声诊断学实习教学中的应用［J］．中国继续医学教育，
2020，12（21）：3.

［87］吴德贻.PACS 系统在医学影像管理中的应用和前景［J］．中
国医疗器械信息，2010，16（6）：61-63.

［88］沈洪超，雍维林．浅谈医院体检信息系统的应用［J］．航空
航天医药，2010（6）：2.

［89］赛迪顾问.中国健康医疗大数据白皮书［EB/OL］.中国计算机报,（2018-03-08）［2021-12-01］.https：//cloud.tencent.com/developer/news/677093.

［90］赛迪顾问.医疗云市场白皮书［EB/OL］.（2019-12-25）［2021-12-23］.https：//max.book118.com/html/2019/1225/7002143032002112.shtm.

［91］王海铭.大数据视角下推进基层政务公开研究［D］.长春：吉林大学,2017.

［92］郭冀川.多地医院应用区块链技术提升效率,头部企业提前布局占据优势［EB/OL］.证券日报,（2020-07-03）［2021-12-25］.http：//www.zqrb.cn/jrjg/hlwjr/2020-07-03/A1593765407757.html.

［93］火币研究院,沙利文.区块链开启医疗健康新篇章［EB/OL］.（2020-01-15）［2021-12-26］.http：//www.djkpai.com/u/cms/www/202001/16143531nawq.pdf.

［94］智东西.人工智能引发的四大场景革命［EB/OL］.智东西公众号,（2017-08-19）［2021-12-29］.https：//mp.weixin.qq.com/s/xxzRnriK4hNXwWVP-G-bYg.

［95］谢安然.围手术期AR/VR医疗应用大盘点［EB/OL］.健康界-思宇研究院,（2019-12-19）［2022-01-02］.https：//www.cn-healthcare.com/articlewm/20191219/content-1079031.html.

［96］成都新材料产业研究院.3D打印医疗技术的发展现状与展望［EB/OL］.（2018-09-07）［2022-01-04］.http：//www.cdxcl.org/news_details.html?id=3891.

［97］中共中央国务院.中共中央国务院关于深化医药卫生体制改

革的意见［EB/OL］.（2009-03-17）［2022-01-05］.
http：//www.gov.cn/test/2009-04/08/content_1280069.
htm.

［98］许敏兰，沈时伯.中国公共卫生支出评价分析：1978—2008
［J］.商业经济，2012（1）：20-22.

［99］陈晶晶.我国的财政分权对公共卫生投入的影响研究［D］.
苏州：苏州大学，2014.

［100］陈静姝.商业健康保险对社会医疗保险的补充作用探究［J］.
经济研究导刊，2016（30）：2.

［101］谢亚轩，张一平，高明.招商宏观：未来中国卫生费用
的钱从哪里来？［EB/OL］.轩言全球宏观，（2020-
02-25）［2022-01-07］.http：//finance.jrj.com.
cn/2020/02/25134228889465.shtml.

［102］国家卫健委规信司.关于加强全民健康信息标准化体系建
设的意见［EB/OL］.（2020-10-10）［2022-01-08］.
http：//www.nhc.gov.cn/cms-search/xxgk/getManuscript
Xxgk.htm?id=4114443b613546148b275f191da4662b.

［103］国家卫健委规信司.全国公共卫生信息化建设标准与规范(试
行）［EB/OL］.（2020-12-01）［2022-01-10］.http：
//www.nhc.gov.cn/cms-search/xxgk/getManuscriptXxgk.
htm?id=b3aecae6f82a497ea35a9c06b87c9f23.

［104］钟开斌."一案三制"：中国应急管理体系建设的基本框架［J］.
南京社会科学，2009（11）：7.

［105］李宏仓.中国地震灾害应急管理机制研究［D］.西安：长安
大学，2010.

［106］严珉，陶鹏飞.优化智慧养老产品供给模式的研究［J］.行

政科学论坛，2018（9）：4.

［107］陈灿兴，王延秋，尤晓东，等．探讨社区卫生服务中心与养老院医养结合模式的优势［J］．中国卫生产业，2016，13（21）：193-195.

［108］国家卫健委．《医疗联合体管理办法（试行）》解读［EB/OL］.（2020-07-17）［2022-01-13］. http：//www.nhc.gov.cn/xcs/fkdt/202007/0f58f93e3f5a4a26ab9079f78bf2dca5.shtml.

［109］刘红权．风险还是机遇？从拜登上台看中国科技企业未来走向［EB/OL］.通信信息报，（2021-01-26）［2022-01-17］. https：//www.sohu.com/a/446860315_482239.

［110］万劲波．更大力度推进基础研究［EB/OL］.光明日报，（2019-02-14）［2022-01-21］. https：//m.gmw.cn/2019-02/14/content_32501339.htm.

［111］崔珊．知识产权保护背景下中国省域科技创新效率研究［D］.青岛：中国石油大学（华东），2010.

［112］俞鹏，彭福扬．高校科技成果转化的调查与研究［J］.湖南大学学报（社会科学版），2000（2）：41-45.

［113］朱瑞琪，刘素辉．科技金融工作模式研究［J］.经济研究导刊，2012（25）：3.

［114］苏州市人民政府．关于加强科技金融结合促进科技型企业发展的若干意见［EB/OL］.（2018-09-07）［2022-01-24］. http：//kjj.suzhou.gov.cn/szkj/szszc/201809/3046a1f8cdb44ffa895c68950a259d67.shtml.

［115］季丽．苏州提升金融服务实体经济水平的政策研究［J］.苏州党校，2019（4）：5.

［116］赛迪顾问.2020 生物医药产业园区百强榜［EB/OL］.
（2020-06-30）［2022-01-25］.https：//baijiahao.
baidu.com/s?id=1670913106851642324&wfr=spider&for=
pc.

［117］张婷，卢岩，陈娟，等.基于三方专利的医学人工智能领域
技术竞争态势研究［J］.中国医疗设备，2020，35（11）：5.

［118］刘志勇.真实世界证据将可用于药物研发［EB/OL］.健康
报，（2019-06-12）［2022-01-26］.http：//faxing.jkb.
com.cn/home/index/detail.html?goods=1&item=694655&
page=138124732&id=2562126&name=jkb.

［119］陆悦.发展监管科学 助力创新强国 2020 年"药品科技活动
周"启动仪式在京举行［EB/OL］.中国医药报，（2020-
08-24）［2022-01-29］.http：//bk.cnpharm.com/
zgyyb/2020/08/24/311553.html.

［120］卢敏，程爱景，罗悦."互联网 +"环境下医学信息工程创
新型人才培养的思考[J].电脑知识与技术,2018,v.14(16)：
109-110.

［121］吴楠.生物产业竞争力与中国的战略对策研究［D］.武汉：
华中农业大学，2008.